完美！關鍵在下巴

3D 列印下巴研發醫師為你打造自信 V 顏

整形外科專科醫師
張博全 著

專文推薦

當 3D 列印遇見米開朗基羅

文／ 台中慈濟醫院院長 **簡守信醫師**

「水是眼波橫，山是眉峰聚」，同樣是人身上的器官，比起「手足情深」、「肝膽相照」，詩人對臉上部分的著墨就似乎多帶一點靈氣。也不只顏面肌膚，從那衍生出的頭髮、眉毛也是大家關注的焦點。「畫眉深淺入時無？」更讓我們見證了千年之前時尚的穿透力，以及對「美」的執著是人類千古不變的追求。再加上所謂的「女為悅己者容」的推波助瀾，讓醫美也成為現代醫學的新興分科。

只是容顏的改變就一定能挽回那逝去的情感嗎？隨著女性現代意識的提升，「女為悅己者容」有些已改為「女為悅己而容」。不是為了取悅別人，而是為了展現更多的自信與美麗而尋求改變。這些改變是否能真正成真，除了有賴像張博全醫師這樣的高手來精雕細琢外，術前的充分溝通和如何定出理想和現實中的合理期望，更是能否美麗成真的先決條件。

張博全醫師的《完美！關鍵在下巴》一書，給了我們期待的答案。張醫師除了有整形外科專科醫師的專業成長背景外，他對工程、資訊以及美學的興趣與涉獵，更是讓下巴美容手術除了有現代 AI 的架式外，也有著文藝復興時代大師的美學靈魂。醫學是科學更是藝術，這本書是非常好的證明。

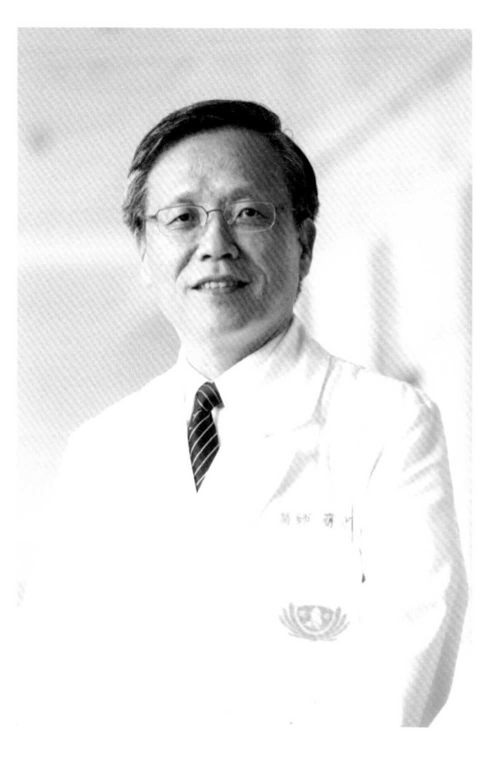

張醫師在書中也細述了如何透過電腦模擬讓尋求改變者可以與自己的想像畫面謀合，再經過反覆的推敲，自然可以提昇術後的滿意度。這份努力讓人欽佩。試想今天在醫院中的各種檢查、手術單張以及同意書都能改成以圖像為主體的呈現，民眾在那厚如一本書的文件簽下代表同意的姓名時，內心一定會踏實許多，醫病溝通自然也不會雞同鴨講。

張博全醫師的技術突破精進，讓人耳目一新外，他更透過文字要讓更多人知道：改變不再只是希望，那是真實可行的！許多人也會因為這樣的改變，走出生命幽谷。他也讓大家知道這樣的進步，背後有著科技融合，更有著鍥而不捨追求完美的執著。

斜槓醫師的匠師精神

文／時尚老人 **林經甫醫師**

現代的人追求什麼樣的生活呢？以前的人會說要長壽、要有錢。隨著公共衛生的進步與科技的發達，長壽已經不是人生唯一的目標了。要活得健康，更要活得時尚、活得精彩。人生在不同年齡階段，都有可以追求的夢想。有的人年輕的時候努力工作賺錢，到中年後開始投身在興趣上，漸漸地變成另外一種專業，讓自己充滿自信與成就感，這就是大家口中說的斜槓。

那麼醫師們呢？以前的醫師經過專科訓練後，大概一輩子就是一直做同樣的事情。現在時代不同了，醫師們也會追求精彩的生活，發揮自己不為人知的長才，發光發熱。侯文詠醫師擅長寫作，創作出精彩的長篇小說，甚至拍成連續劇；林杰樑醫師從毒物科出發，漸漸變成為台灣人民食物健康把關的職人；有的醫師玩三鐵、有的變廚師、有的賣咖啡……。

我本身是婦產科醫師，從年輕到現在，從醫之餘也斜槓了許多領域。從喜歡唱歌到帶著醫學院合唱團的學生們到世界巡迴演唱、近年來從推動成功老化，到成為時尚老人，去紐約時裝周走秀。我認為，人一生如此漫長，一定要讓自己時時刻刻都精彩，就算年紀大，也要做自己想做的事，不但健康精神好，更可為社會做出另一番貢獻，鼓舞更多人。

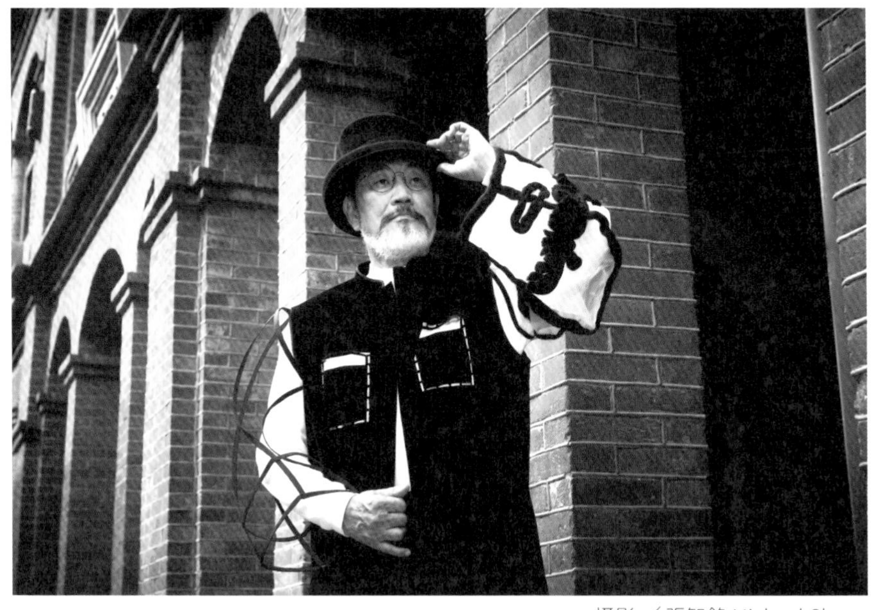

攝影／張智銘 Michael Chang

認識張博全醫師多年來，漸漸發現他和我一樣不甘於只做醫師原本的工作，他熱愛音樂、熱愛手做、也樂於擁抱新科技。原本一成不變的手術，到他的手裡竟然會發展出完全新的手法，利用 3D 列印這個技術，來輔助下巴植體的術前雕刻，進而達到完全客製化的手術流程。整個研發過程完全一手包辦不假手他人，甚至還寫了論文發表。如果不是對美的執著，加上對科技的了解，一般醫師很難做到這麼異想天開的事情。而他也還年輕，如果之後又發展出什麼特別的領域，應該也不是件奇怪的事。

在我看來，把熱情放在自己拿手的事情上，不但可以讓自己開心，更能讓他人受益。張博全醫師用一輩子的熱情在雕塑下巴上，最幸福的應該是想改善下巴線條的人們吧。

作者序

量身訂做你的完美

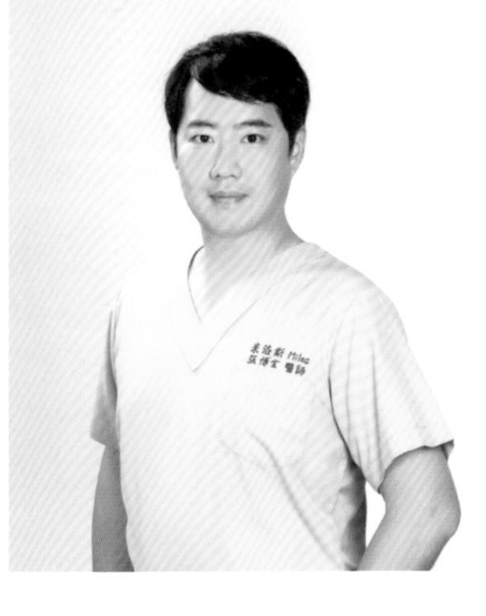

什麼樣的下巴自然又好看？哪種下巴適合自己？這是這本書討論的主題。

從事整形外科醫師這份工作多年，一直有種使命感，希望藉由手術來改變一個人的外觀，不論是外傷、殘疾、腫瘤術後缺損、燙傷等重建項目，到純粹改變人們天生外觀不好看的部分。我始終認為，最好看最漂亮的外觀，應該是很自然的漂亮，而不是一看就很人工的漂亮。因為沒有人希望自己看起來有被「加工」過。可是呢，在外科的發展一直是以制式化的材料為主。各種用來隆鼻、墊下巴、隆乳的植體形狀變化很少。這就好像買衣服，往往是選擇L、M、S等尺寸，但往往無法完全合身，如果要完全合身－像是禮服或西裝，就必須量身訂做，把身體的每個尺寸都量過，才能做成貼身舒適的衣服。衣服可以一直換，那麼，我們的身體呢？

「每個人都是量身訂做！」

這句話是我的答案，也是我的理念。做整形美容這個領域的醫師們都知道應該要量身訂做，但基於很多的原因無法做到：醫療材料進步緩慢、認證嚴格、師長同仁沒人教過…等等原因，最後還是選擇最簡單制式的方法：開刀、剝空間、塞假體、關傷口。當人們做完手術恢復期過後看到奇怪的線條，醫生也只能回應：我盡力了。殊不知，還是有方法可以達到完全客制化的目標，不過要達到這個目的，必須結合醫學、工程學與美學。

「斜槓」，這個名詞在近年來非常火紅。斜槓的意思是一個人能同時擁有兩種以上完全不同領域的專業，這些看似無相關的專業，卻能激發出嶄新的事物，也可以重新定義一個人。我本身是醫學大學畢業，在別人眼中是正統的整形外科醫生，很多人並不知道我對於科技工程領域也很有興趣，自小對於美術、雕刻、模型、3D 繪圖、機械原理等各領域有涉獵。我把這些專長和下巴整形的目標結合，發展出以 3D 列印輔助的客製化雕刻下巴模型的嶄新方法，獲得很成功的成果。下巴整形可以在 3D 科技的輔助下，達到完全客製化的目標。這對於廣大追求完美下巴的人們來說，無非是一大福音。

手術畢竟是一種侵入性治療，一個人願意把自己的身體交給他人手術，一定是抱著很大的信任感與相當的期待，因此我對於每個案例都當成是藝術作品，用嚴謹的態度去完成它。很多人問我為什麼對於下巴手術這麼執著，而且還花很多時間去做 3D 列印、術前雕刻等事情。我會說：因為我知道我能做好，而且希望一次就做好，所以花的時間與精神都是值得的。今天我有幸能將各種我有興趣的事情整合起來，為他人服務，我想這就是我的使命吧。

目　錄

Chapter

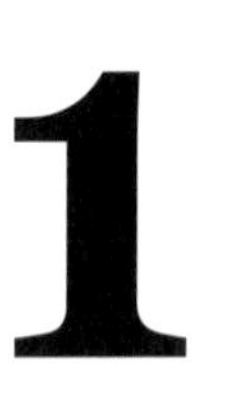

下巴美學

沒有好看的下巴
絕對稱不上美女或帥哥

在整形已經廣泛被許多人接受的現在，以臉部來說，大家往往只注意到眼睛好不好看，鼻子挺不挺，卻比較少人注意到一個好看的下巴的重要性。但從另一個角度來看，我們常稱讚的好看的臉，下巴一定是漂亮的，我從來沒看過哪一個大家稱讚的美女或帥哥有一個很後縮的下巴，由此可知下巴的重要性。

下巴位於臉部的最低點，整個臉部的線條最後都匯集在下巴這個位置。每個人臉型或許不同，但是一個好看的下巴卻能巧妙地收齊臉部各種線條，形成一個完美的句點，如果下巴相較於臉型太後縮或是太前翹，其實就等於在最關鍵的地方出了差錯，因而破壞了全臉的線條，相當可惜。

我常說，每個人的天生臉型並不相同，有的人是短型臉，有的人是長型臉，不論臉型如何，都可以找到搭配起來好看的下巴。比較重要的是了解自己是什麼樣的基本臉型，讓有經驗的醫師來為你量身訂做最合適的下巴線條。

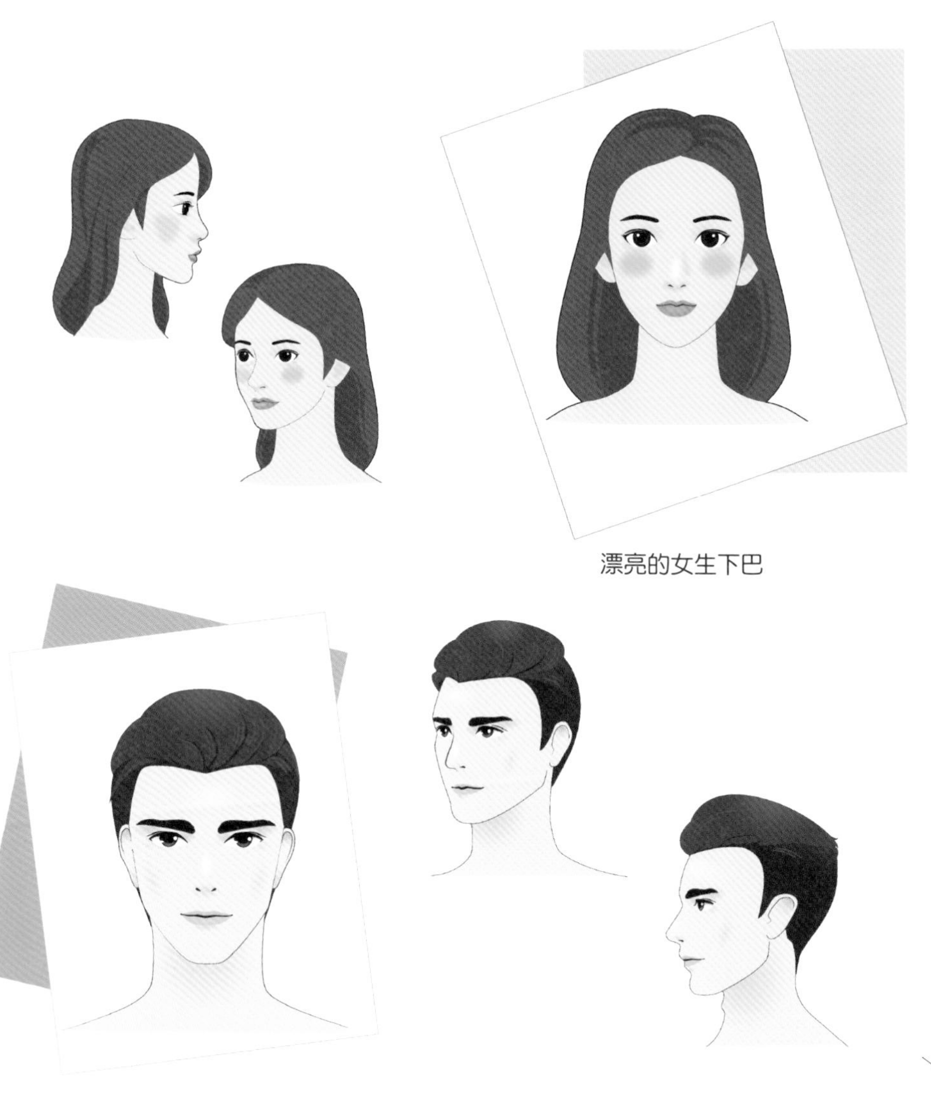

漂亮的女生下巴

帥氣的男生下巴

不同風格下巴給人的印象也不同

不同風格的五官會給人不同的印象，下巴也是如此。一般我們可以將下巴分成以下幾類：

V 型鵝蛋臉下巴

給人溫柔、秀氣、俏麗的感覺，是目前最受女性朋友歡迎的下巴型。

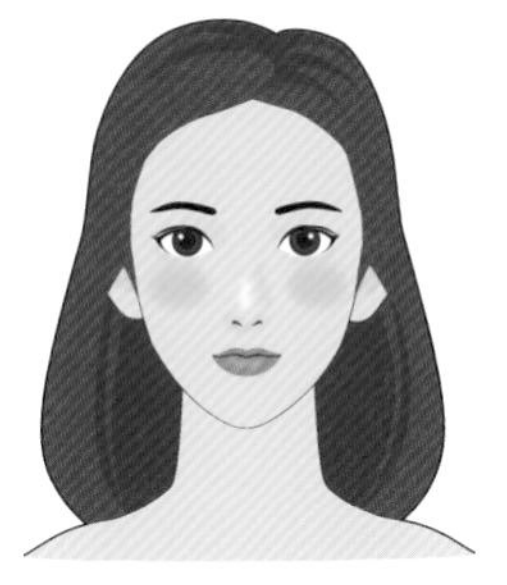

方形下巴

帥氣、體貼、可靠，是目前最受男性朋友歡迎的下巴型。

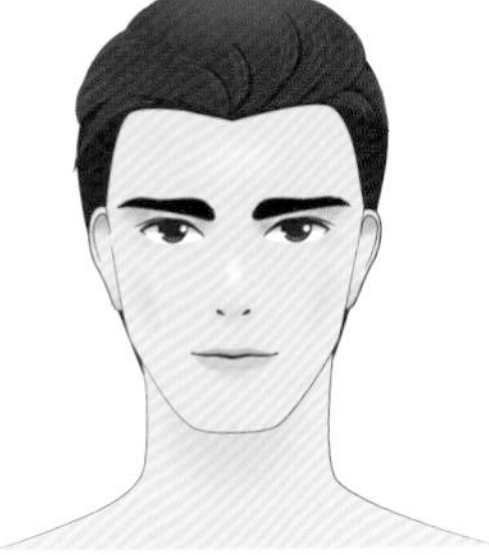

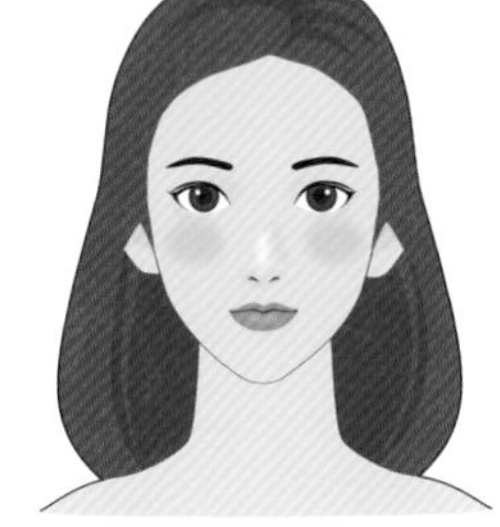

尖下巴

聰明伶俐、冰雪美人，如少女漫畫般夢幻的感覺，但或許讓人感覺比較愛計較。

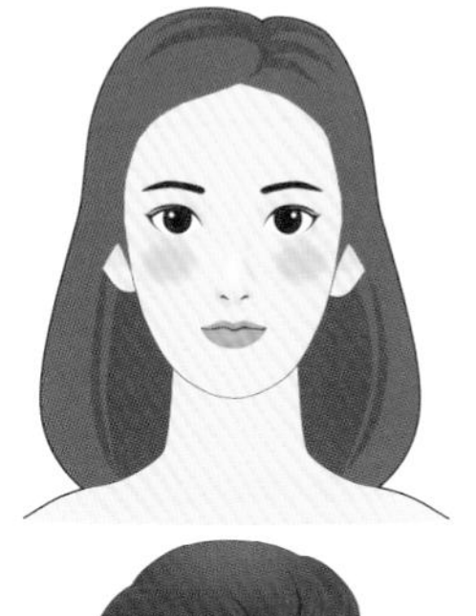

寬下巴

大方、和善、好相處、個性圓融，有時會有點小糊塗的感覺。

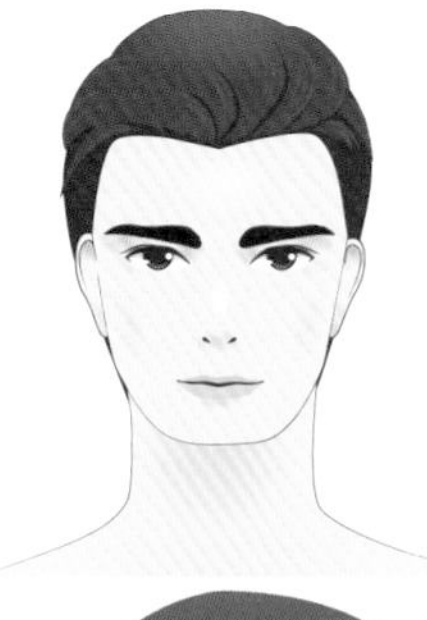

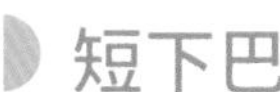

短下巴

做事幹練、冷靜沉著。

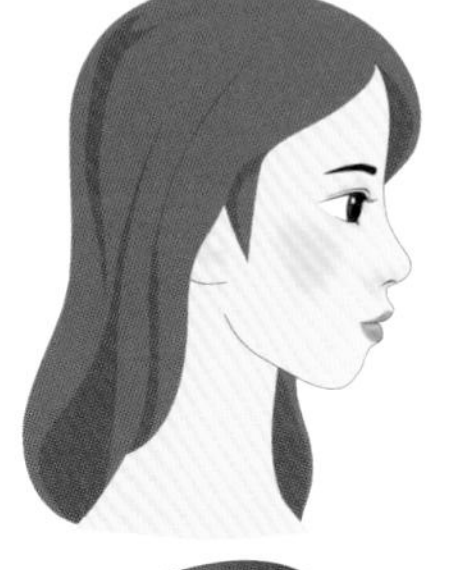

後縮下巴

拘謹害羞、缺乏自信、不擅與人交流。

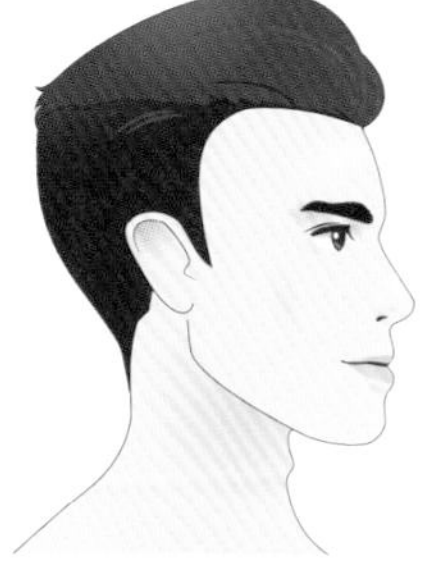

「厚道」（戽斗）下巴

動作慢，給人比較不聰明但卻可靠的感覺。

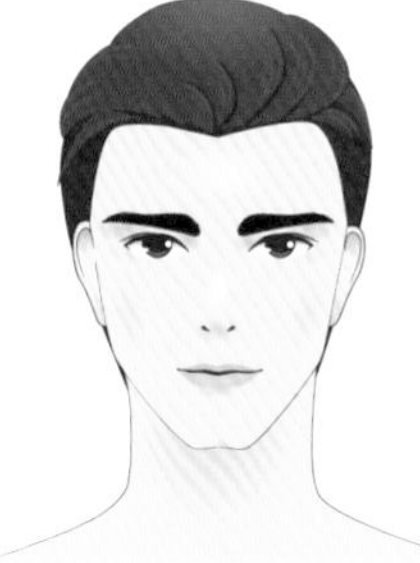

蘋果型下巴

聰明且富正義感，給人菁英的印象。

東西方臉孔的下巴差異

我們常常會在看到一個人的當下，立刻出現：「她（他）是外國人」的猜測，或者說出「某人有混血臉孔」的定論。當然我們所說的外國面孔通常是指歐美的高加索人種臉孔。大家都有兩隻眼睛、一個鼻子、一個嘴巴，為什麼一看就覺得不一樣？主要的差異就在於臉部骨架的形狀不同。歐美臉孔前後長左右窄，中央五官立體，眉骨突出鼻子高挺，下巴也挺，充滿立體感。東方人則是臉型圓順，面部較平，鼻子下巴等中軸線比較不那麼立體。

我們無法說哪個人種的臉型比較美，因為在不同種族都可以找到相當漂亮的臉孔。硬是要把不同特色的五官套在自己臉上，往往會有不協調的感覺，不協調就稱不上美了。現在拍照方便，傳送照片也方便，隨時隨地拿起手機來個「自拍」成了許多人的「日常」。不過，拍照時往往會讓臉部的立體感下降，因此適當的調高臉型的立體感，通常能讓照片中的自己看起來更美。

下巴有「黃金比例」嗎?

很多人希望自己能擁有最美麗的臉部線條，能符合所謂的「黃金比例」，於是網路上就流傳著許多簡單易懂的黃金比例，而且大家對此深信不疑。可是這些數字套在每個人身上都會好看嗎？根據我精研下巴美學多年的經驗，我要告訴大家，因為每個人的臉部骨架不同，硬要套用某些黃金比例往往只會得到不自然的外觀。

【迷思 1】正面 1:1:1 的比例？

所謂 1:1:1 是指把臉部從上到下區分成三個區間且長度相同（髮線到眉毛、眉毛到鼻尖、鼻尖到下巴）。如果一個美女額頭比較高，第一段的長度就已經偏高，難道下巴還要拉長嗎？

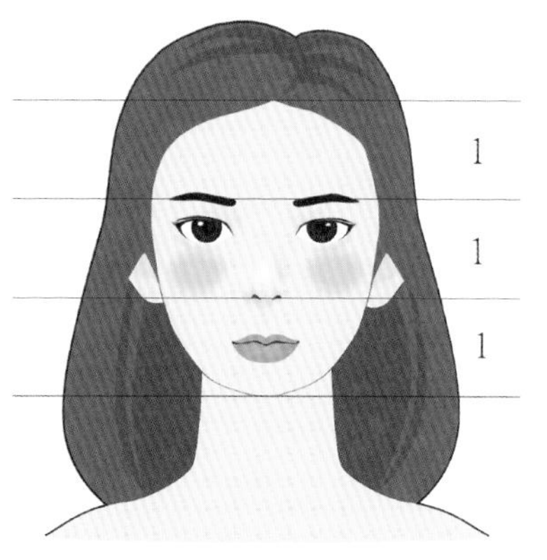

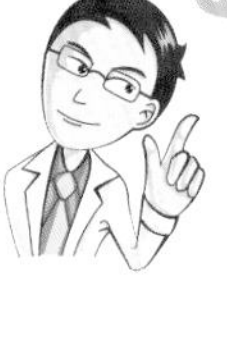

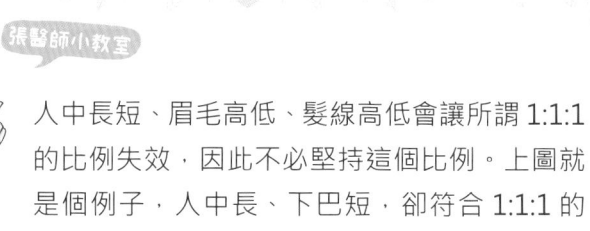

張醫師小教室

人中長短、眉毛高低、髮線高低會讓所謂 1:1:1 的比例失效，因此不必堅持這個比例。上圖就是個例子，人中長、下巴短，卻符合 1:1:1 的比例，其實下巴應該要再長一點。

【迷思 2】人中和下巴長度比為 1:2？

這也很奇怪，每個人的人中長度不一樣，如果人中偏長，下巴就要拉更長嗎？

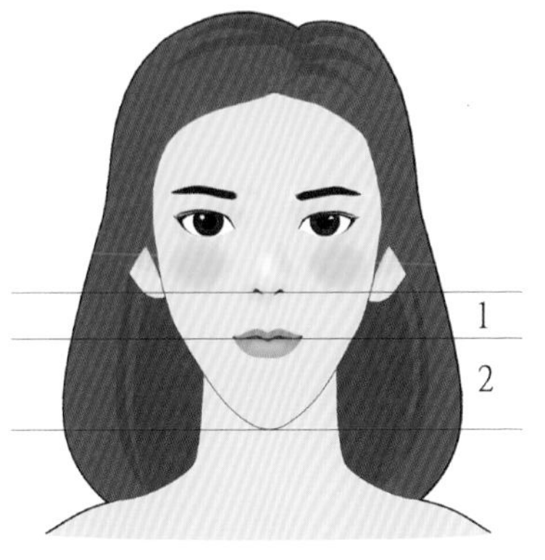

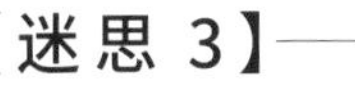

【迷思 3】側面看鼻尖、嘴唇、下巴要連成一條線？

這三個點就像翹翹板一樣，如果一個人有高挺的鼻子，難不成下巴要退後到後縮的程度嗎？

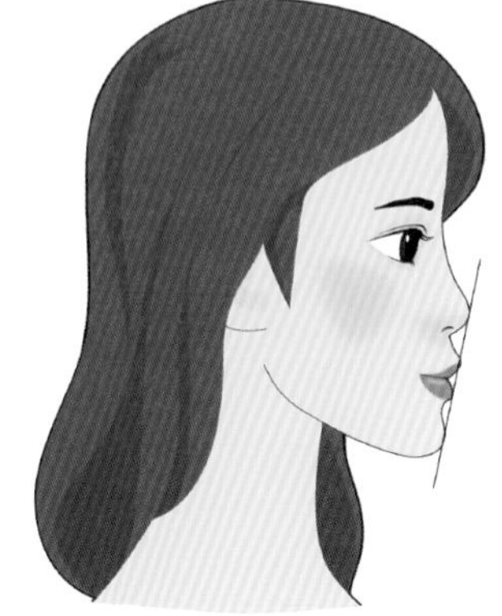

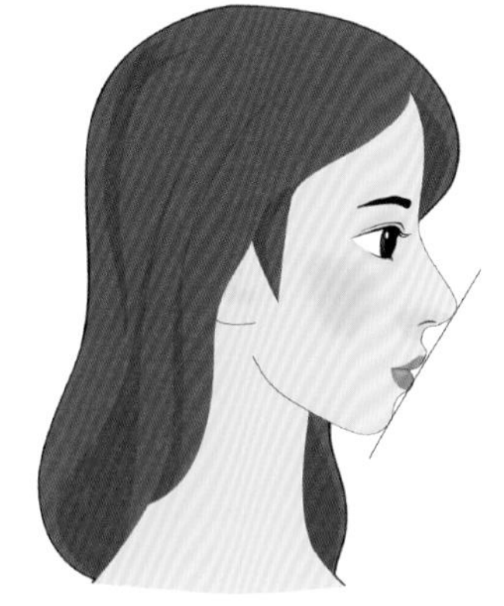

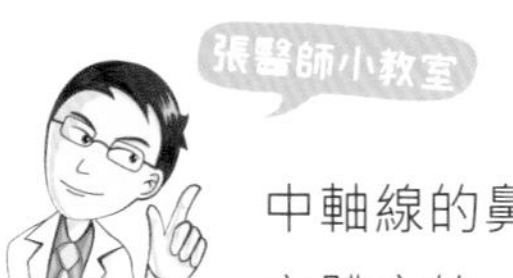

中軸線的鼻、嘴、下巴三個點，都是可以改變立體度的，三者協調就好看，不必堅持一條線。

好看的下巴比例

以下是我在諮詢時利用 3D 電腦術前模擬器與民眾溝通得到的心得，可以清楚地表達我對下巴比例的看法。

正面看的下巴長度

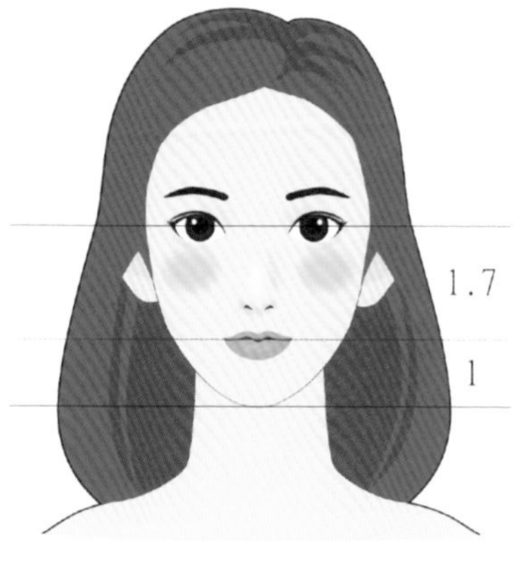

中臉（眼睛到嘴巴的距離）是下巴（嘴脣到下巴底部的長度）的 1.7 倍。

每個人的眼睛到嘴巴的距離是一輩子不會變動的，同時這個距離也代表一個人是長型臉或短型臉，長型臉要搭配長下巴；短型臉相對的下巴不能太長。

側面看的下巴線條

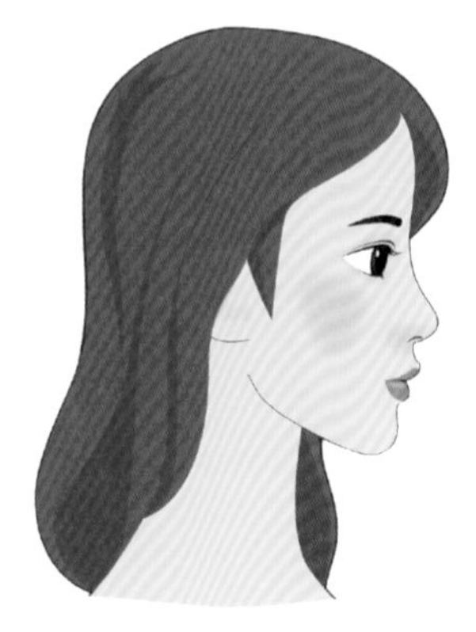

鼻尖、嘴唇、下巴不一定要連成一條線，但是下巴的挺度要參考鼻子及中臉的立體度，中臉愈立體，下巴就要立體。但下巴不必完全配合鼻子的立體度，搭配臉型更加重要。

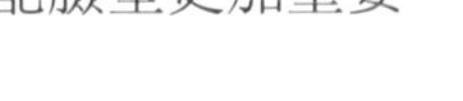

斜側面的下巴線條（S-line）

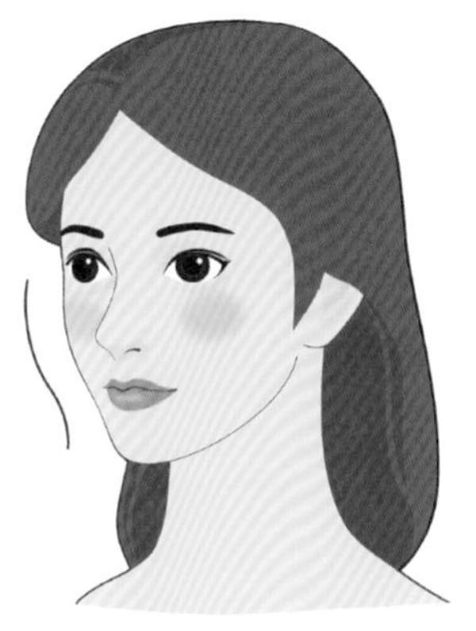

從側 45 度角看臉部線條，從蘋果肌到下巴呈現柔順的 S 型線條，若是男性，可以稍微剛硬一點。

五線法則

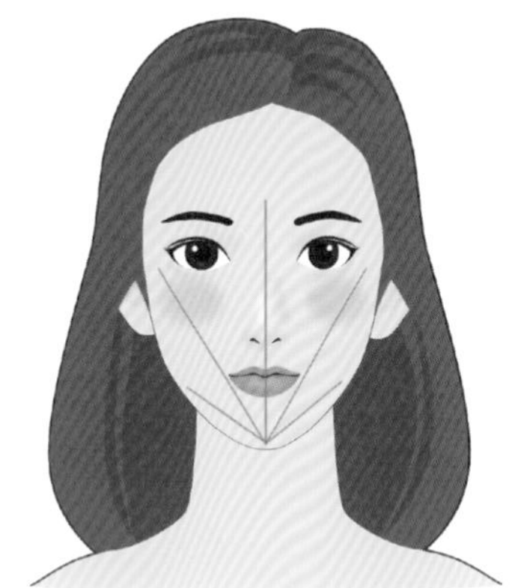

一個好看的下巴必須從各種角度都耐看，我會參考臉部各種骨架線條來判斷下巴的調整方向，除了中軸線之外、左右兩邊的下顎線條、左右兩側的 S-line，這五條線都是重要的參考。

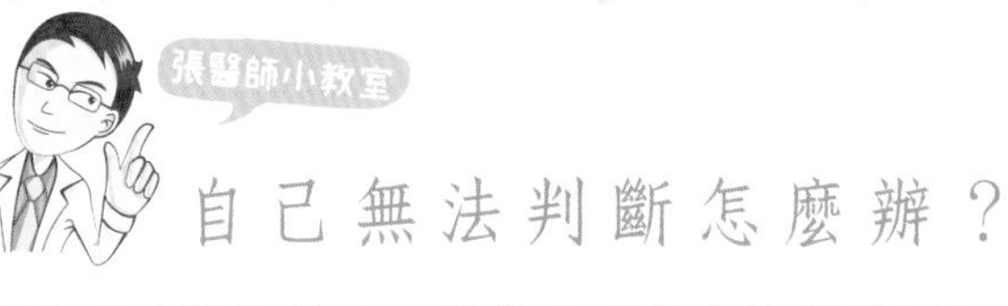

自己無法判斷怎麼辦？

別急著自己找答案，美學不是那麼簡單可以得到結論的。現在的人很幸福，可尋求專業整形外科醫師的協助。例如現今已可以透過 3D 術前術後模擬系統，在有經驗醫師的操作下預先看到理想的術後下巴外觀。這可是以前想都想不到、做也做不到的事呢！

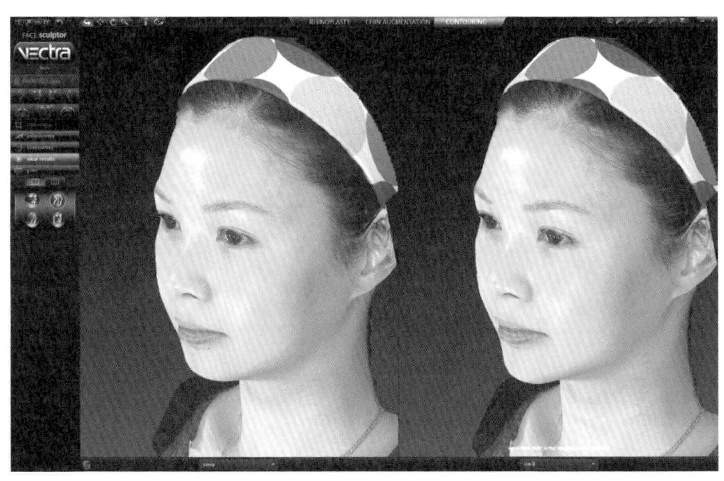

每個人都有屬於自己的美

別去比較和自己完全不同臉型的美女 / 帥哥

方才強調過，有的人是長型臉，有的人臉短，骨架條件五官比例也都不相同，下巴的調整一定要從自己的條件出發，只要搭配恰當，就會是一個對自己來說最好看的下巴。

完全客製化量身訂做是必要的

也因為每個人的需求都是獨一無二的，所以調整下巴所使用的植入物也一定要針對當事人客製化，才會符合最終外觀的需求，以往過於簡單的調整方式往往產生極不自然的外觀。

拍照和真實世界的不同

現在人已經脫離不了網路世界了，許多美麗的生活照被分享在社群網站中，我們看到好多好看的臉型或下巴線條，但是本人真的是這樣子嗎？這可要打個大問號。舉凡拍攝角度、光線、廣角誤差等因素，就可能造成極大的臉型差異，更不用說化妝前後的差別，甚至圖片可能被「PS」過！許多民眾前來求診時都是拿著手機內的照片說：「我想要這樣的感覺」，但我通常還是會建議，本人好看比較重要，照片是可以之後再調整的。當然如果說為了照相好看而調整外形也無可厚非，只是在虛實兩個世界中，要明白自己要的是什麼。

藝人名模與一般人的不同

我常在提供諮詢的過程中被要求做一個「自然」的下巴，可是民眾拿出來的參考照片卻是名模或者是藝人的照片。殊不知，藝人為了在平面的螢光幕上看起來立體好看，本人必須擁有更加立體的五官，才不會被螢光幕「扁平化」。也就是說，如果你看到男模或女藝人本人，你可能會訝異於他（她）們的五官怎麼會如此立體誇張。簡單的說，想要擁有模特兒般的立體五官，通常已經超過「自然」的線條了。

對稱不一定美

坦白說，沒有任何一個人的左半臉和右半臉是 100% 相同的。有趣的是，很多人到我的診所做 3D 術前模擬的時候，看著電腦螢幕才突然發現自己臉歪，明明照鏡子那麼多年，自己卻不知道也沒人發現。由此可見輕微的不對稱本身並不是缺點，也不容易被發覺。可是一旦做了手術或者微整形，術後看著鏡子卻變得對於對稱性非常敏感，這感覺並不合理，對吧？明明之前都沒注意的。所以我在此要強調：**對稱不代表美、美的人也不會完全對稱**。只要線條符合自然的原則，就是好看。

Chapter

2 不同類型的下巴缺陷

下巴解剖學

這裡我們不需要知道太多深奧的學問，只要了解部分和整形相關的就可以了。

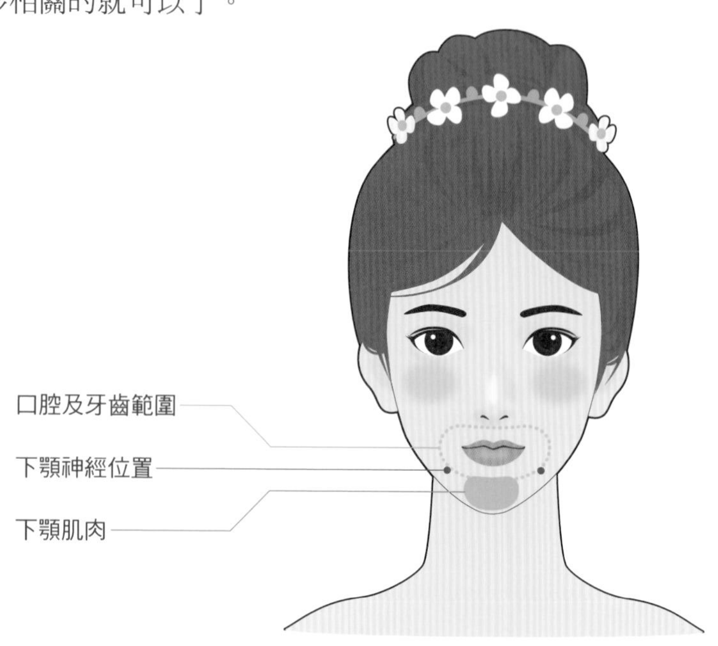

下巴包含了部分口腔範圍

從外觀上，我們只會看到嘴唇和下巴，不大會去區分口腔的範圍，但從整形的角度來說，這兩個區塊是不一樣的。口腔區的部分只有軟組織，它和骨骼、牙齒和牙齦是分開的，在這個範圍內，不能使用偏硬的植入物去墊高，只能用軟性的填充物（比方玻尿酸或自體脂肪）改變線條。至於真正影響我們臉型的下巴骨架部位，則要用調整骨骼形狀的方式（放置植入物在骨骼表面）來修正外形比較好。

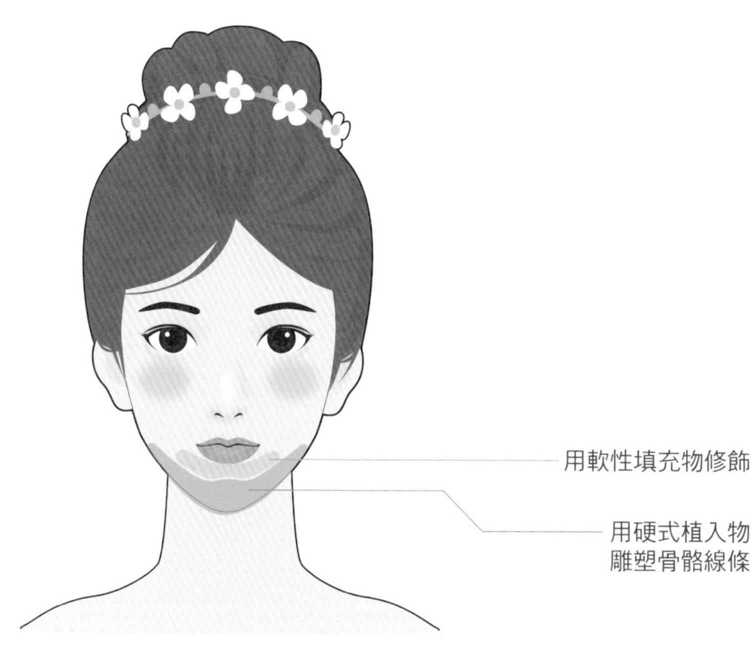

下顎骨

下顎骨，英文名稱是 **mandible**，它的形狀像個馬蹄鐵呈現 U 型。下顎骨負責承接下排的牙齒，和我們的頭骨以顳顎關節連接；事實上，下顎骨是整個頭骨中唯一會動的大骨骼。下顎骨是影響下巴外形最重要的部分，它的寬窄、長短、對稱性及風格，完完全全反映在我們的臉型上，而且每個人的下顎骨形狀差異可以很大。這就是為什麼調整下巴的線條之前，要先對下顎骨形狀做檢查的緣故。

下顎骨

下顎骨是影響下巴外形最重要的部分

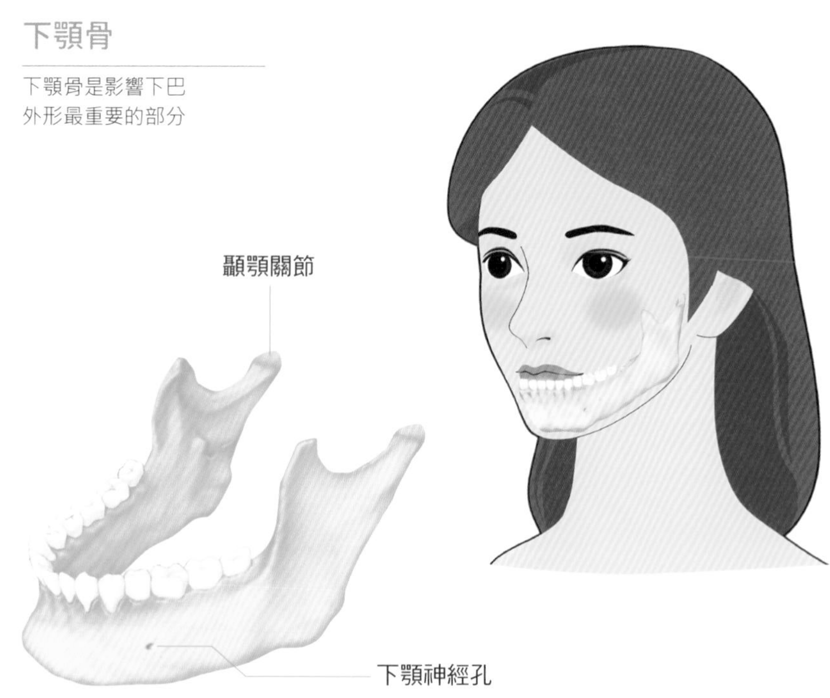

牙齒

牙齒大家都很熟悉吧！因為我們天天都在看它們，用它們。很多人不知道，牙齒排列的位置和咬合的型態，也會影響我們下巴的外觀。有的人看起來下巴「厚道」、有人看起來後縮、有人嘴凸，都和牙齒生長方向和咬合狀態有關。或許很多人會很直覺的想，要調整牙齒還不簡單，矯正就對了啊。但其實有些狀況並非牙齒矯正就可以改變，有時必須連上下顎骨的位置都改變，才有辦法矯正某些狀況，這種手術稱作正顎手術，我們後面會再提到。

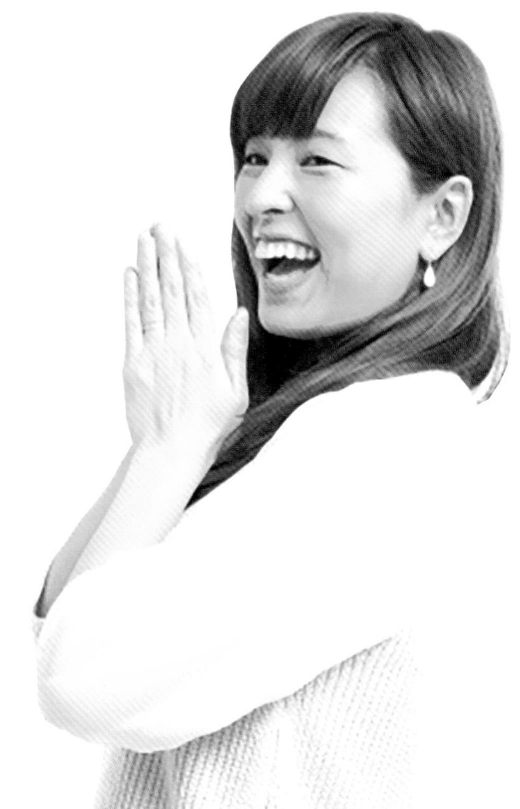

暴牙

牙齒排列的位置和咬合的型態，也會影響我們下巴的外觀。

下巴肌肉

我們人體的結構大部分都很類似，最外層是皮膚，下面有皮下脂肪，接著是肌肉，最深的是骨骼。但在臉部比較不一樣，臉部的肌肉往往直接連接到皮膚，讓我們可以做各式各樣的表情。下巴中央有一塊體積不小的肌肉，中文叫做**頦肌**，英文名稱是 **mentalis muscle**，這兩個名字都不好記對吧，我們通稱**下巴肌肉**就好了。它的作用是調整下脣的位置，當下脣需要上升時，下巴肌肉會收縮向內上方擠壓，下嘴脣就會往前上方伸出去，最明顯的動作就是我們做嘟嘴巴的表情時，下巴會皺皺的，就是下巴肌肉在用力。

這塊肌肉會明顯影響我們下巴的線條，尤其是側面的線條，它收縮的時候往往外觀上會出現凹凸不平的現象。我們會希望在一般情況下這個肌肉不要亂動，以免破壞下巴線條的美感，但少數人因為下巴後縮，或者嘴巴較凸，肌肉平時就必須收縮來維持閉嘴的狀態，這時候就很難有好看的下巴線條。現在我們可以用肉毒桿菌素來解決這個問題，局部肉毒桿菌素注射可以減少過多的肌肉收縮，讓下巴的弧線更漂亮。

下顎肌肉

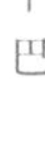

頦肌（正面）

下巴中央有一塊體積不小的肌肉，負責調整下唇的位置。

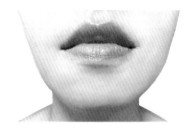

頦肌收縮

肌肉收縮時，皮膚會產生皺摺，下巴線條變得不立體，下嘴唇會上推。

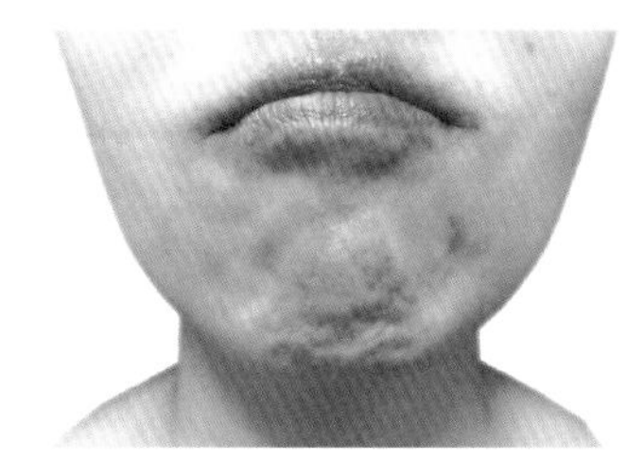

頦肌收縮變化（側面）

這塊肌肉會明顯影響我們下巴的線條。一般情況下這個肌肉不要亂動，以免破壞下巴線條的美感，

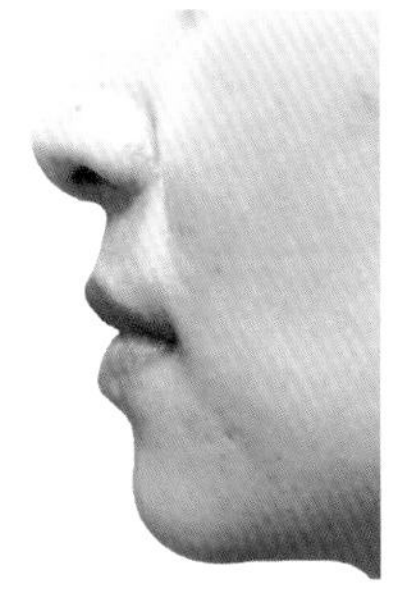

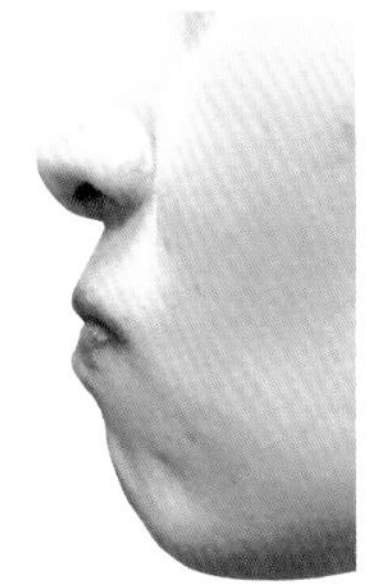

張醫師小教室

門診諮詢時常遇到類似的問題：「醫師，我在笑的時候下巴歪了......」，或是「下巴變扁平」、「有怪怪的突起」等，這些情況通常是肌肉收縮造成，用肉毒桿菌減少肌肉動作，會有不錯的改善。

下顎神經

周邊神經分成兩種：感覺神經與運動神經，方才提到的下巴肌肉就是受到運動神經的支配。那感覺神經接受下巴區域的來自皮膚的各種感覺刺激，主要是左右各一條的**下顎神經**，英文名稱是 **mental nerve**。簡單地說，如果運動神經受傷，會造成下嘴脣動作不正常；如果感覺神經受傷，會造成下巴區域感覺遲鈍，甚至連觸摸或者熱湯燙到都沒感覺。因此下顎神經是外科手術要儘量避免傷害到的部位。

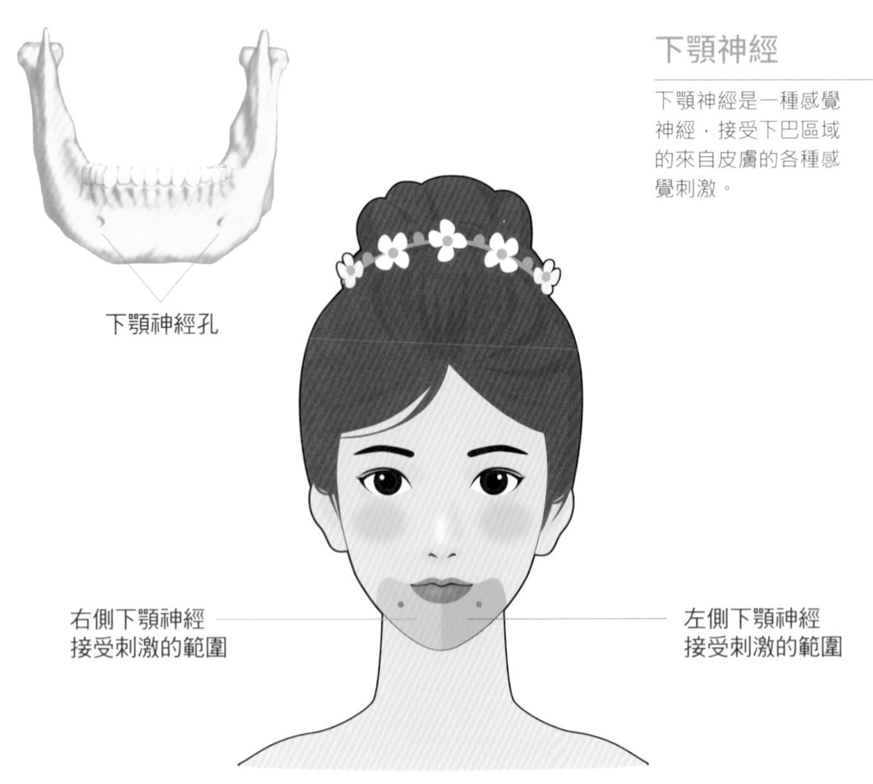

下顎神經

下顎神經是一種感覺神經，接受下巴區域的來自皮膚的各種感覺刺激。

會想要調整下巴外形的情況

下巴後縮

這是來我診所求診的人之中最多想改善的問題。東方人臉部已經比較偏平面了，不巧有很多人下巴尖的位置又後縮，後縮會讓下巴躲入陰影區，導致臉看起來更圓更胖。因此改善後縮的問題是可以大幅改善臉型，成為臉型立體一族。

案例

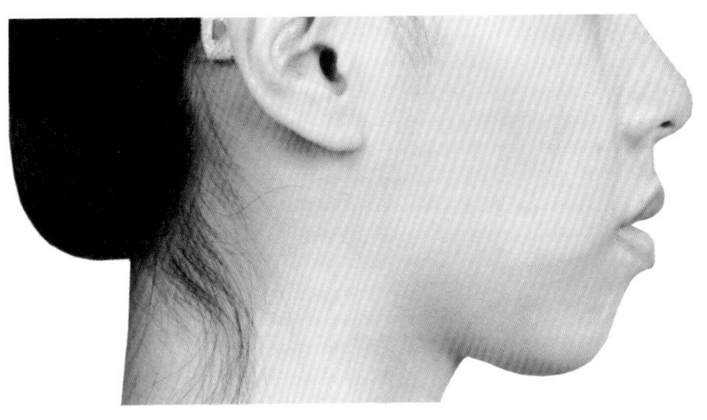

深咬型後縮

前頁提到的下巴後縮是指下排牙齒的部分沒有後縮，而是下方的骨骼後縮。另一種情形是下顎骨帶著下排牙齒一起後退，下排門牙比上排門牙後退很多，但下顎骨尖其實是有前翹線條的。這種後縮會有幾個外觀上的特徵：下唇外翻、唇下的凹陷很深、下巴也短但有前翹部分，很多有這種型態的人在拍照時會想把下巴往前伸，看起來比較漂亮。

案例

下顎骨帶著下排牙齒一起後退

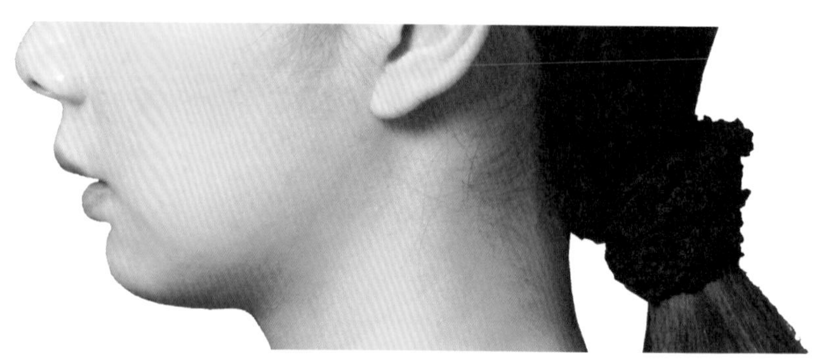

短下巴

短下巴也很常見，短下巴也會讓臉型較圓方。和後縮有一點不同的是，短下巴臉型會多了點扁扁的感覺。在以往，短下巴要矯正並不容易，傳統的墊下巴或微整形都只是強化下巴尖，側面線條沒有修正，常常見到術後太過前翹卻沒改善短的問題，不然就是多了一塊向下轉彎的下巴尖，導致側面線條十分奇怪，因此短下巴一定要客製化修正側面的線條才會好看。

案例

短下巴也會讓臉型較圓方，
並多了點扁扁的感覺。

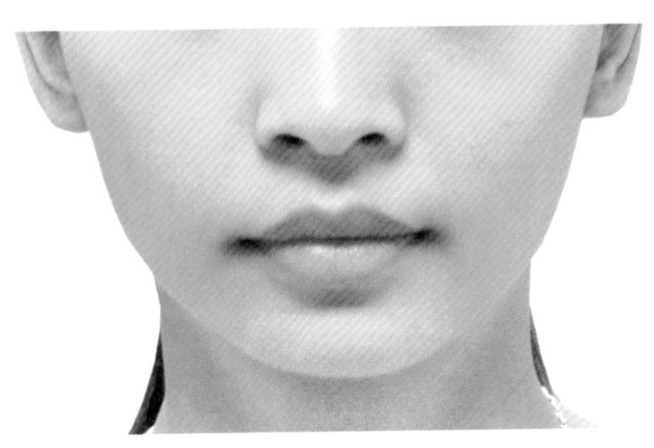

不對稱

不對稱下巴也就是大家常說的歪下巴。我在這裡要提供兩個非常重要的觀念：第一，**看到下巴歪，其實是整個臉的骨架都歪**；第二，**沒有人的臉部骨架是完全對稱的**。臉部不對稱的原因常常是因為左右臉的長短不同導致，下巴尖因為距離臉中央最遠，偏離的也最多，所以很多人只注意到下巴歪了，卻沒發現其實整個臉都不對稱。想要把全臉不對稱都修正是不可能的，但想要改善下巴部分的不對稱卻是可能的（請注意，是改善，不是變成完全對稱）。客製化的下巴模型，就可以改善下巴歪斜的程度。

案例

在這個例子中，下巴尖向左偏斜。

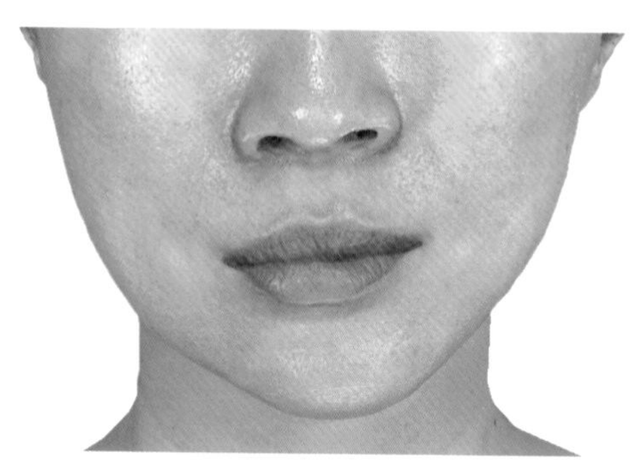

太寬或太窄的下巴

就如同前面解剖學部分提到的，下顎骨形狀差異很大，有的人整個下顎骨又寬又大，有的人則是秀氣小巧，還有的人前緣窄小後方寬大，這都會對臉型造成直接的影響。下顎骨前方和後方的寬窄改善方式是不同的，後方的寬大有時需要削骨才能達到效果，有時只要用肉毒桿菌素就可以改善國字臉的情況。前方太寬可能需要打磨骨骼，太窄可能要墊下巴，這是個相當專業的判斷，唯有在充分的模擬影像及溝通之下，才能選擇到正確的療程。

案例

這個案例的下巴明顯比較窄。

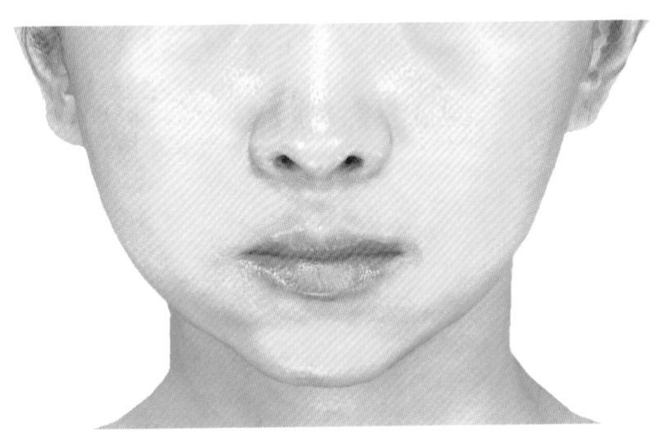

厚道型下巴

厚道，有人稱做戽斗，大致上是形容下巴外觀偏前翹。對男生而言給人一種老實可靠的感覺；但對於女生來說，通常不太討喜。厚道有兩個情況：一種是單純下巴尖骨骼太前凸，整個臉像月亮一樣呈現弧形；另一種是連牙齒都厚道，也就是下排門牙在上排門牙的前面。第一種情況可能需要削骨，第二種情況甚至要施行正顎手術才能改善。不論如何，厚道型下巴牽涉到的多半是下顎骨骼過多的問題，因此治療上也多半要動到骨頭。

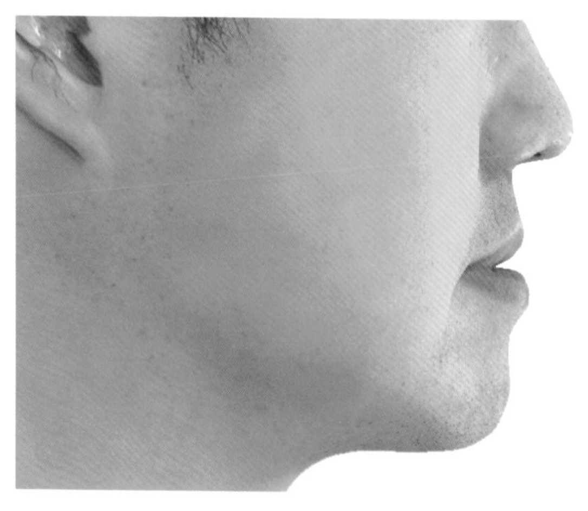

案例

明顯厚道的案例。這種情況往需要正顎手術的治療。

過於男性化或女性化

臉型輪廓會讓人有偏陽剛或偏秀氣的情況，臉型有沒有適合自己的性別是很主觀的。我在門診什麼樣的外觀需求都碰過，只能說身為整形外科醫師，在合理的情況下滿足個人需求是我的職責。這時候 3D 模擬系統就非常重要！如何讓客人清楚的知道風格的變化程度，有賴術前能不能看到術後大致上的樣子。畢竟想像和現實有時候有很大的差距。

案例

臉型有沒有適合自己的性別是很主觀的。3D 模擬系統可以讓客人清楚的知道哪種風格屬於自己。

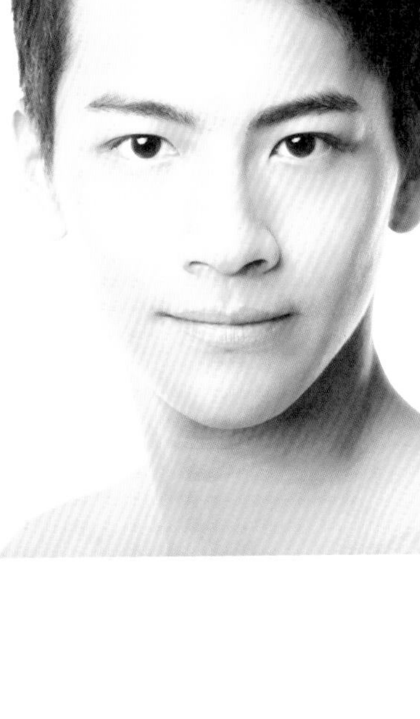

想要某人的臉型

「醫生，我希望能有 Angelababy 的下巴！」、「醫師，我覺得迪麗熱巴的下巴很好看」、「我不要尖尖的下巴，我想要像潤娥那樣飽滿圓潤的下巴」......

說真的，這樣的需求我在診間幾乎每天都會聽到。我很明白，喜歡某人的下巴其實也是喜歡她整張臉，不過也透露出客人對於下巴的喜好。問題在於那個「某人」的臉型和自己的臉型不一定相似，甚至有很大的不同，這時專業的醫師應該明確的指出不同處，並且用模擬系統找出比較適合本人的下巴線條，若本人喜歡模擬的效果，通常術後也會滿意。有時溝通不一定有完美的結果，如果對於模擬出來的效果和心中想像的對象有太大的落差，通常建議保守一點不要貿然進行療程比較好。

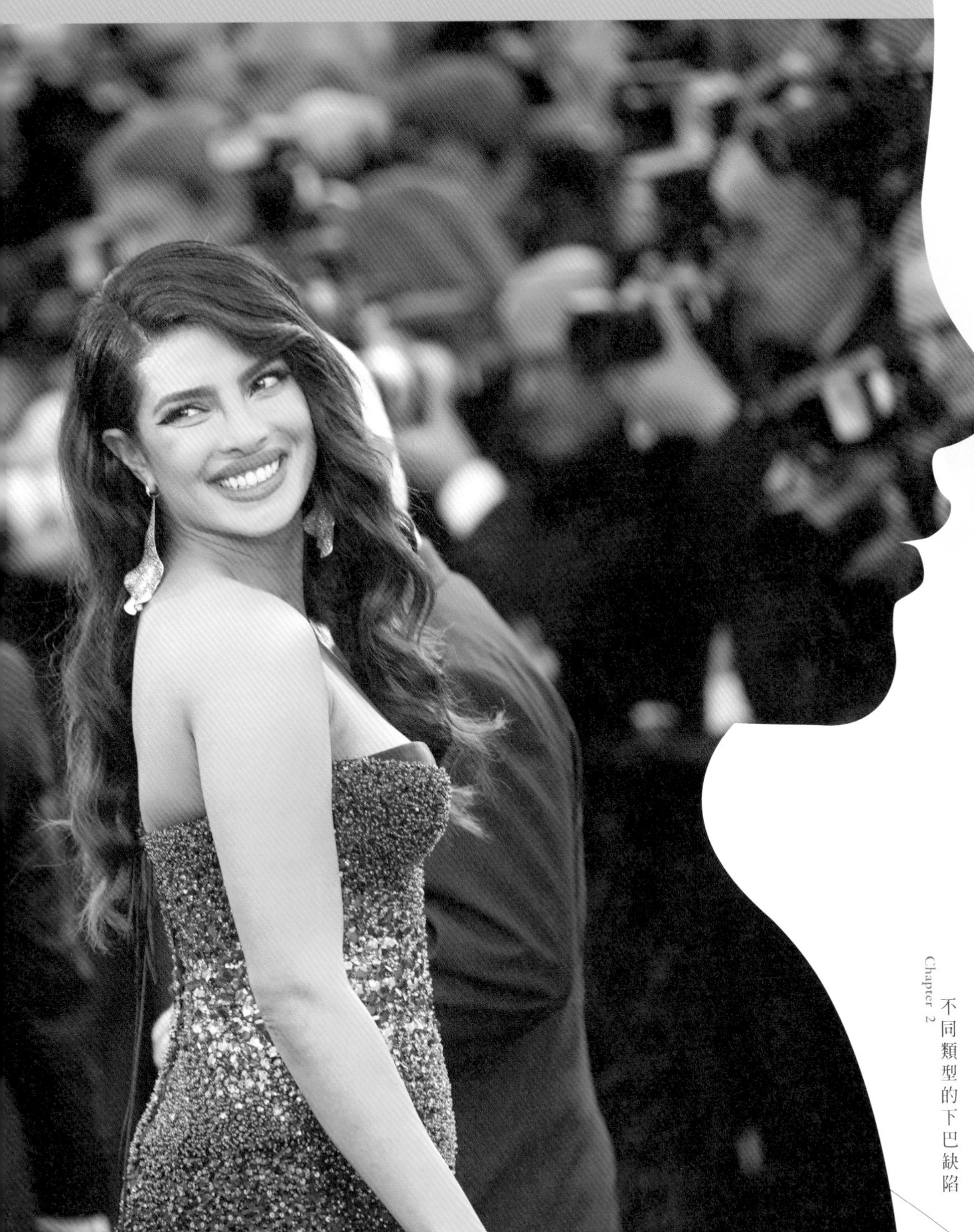

Chapter 2 不同類型的下巴缺陷

Chapter

3 下巴整形史

在以往，下巴整形並沒有非常受到重視，它通常被認為是整臉調整的一小部分。但從另一個角度想，下巴這個位置卻是日常生活中最裸露的部分，身體及胸部的曲線可以靠衣著改變，眼睛可以靠化妝，臉型可以與髮型配合。唯獨下巴與鼻子幾乎是原原本本的露在外面，除非戴口罩（不過這也沒什麼美感可言了）。男生會長鬍子，可以增加一點下巴區的體積，進而增加男性魅力，女生就無計可施了。因此直接調整下巴形狀變成唯一選擇。

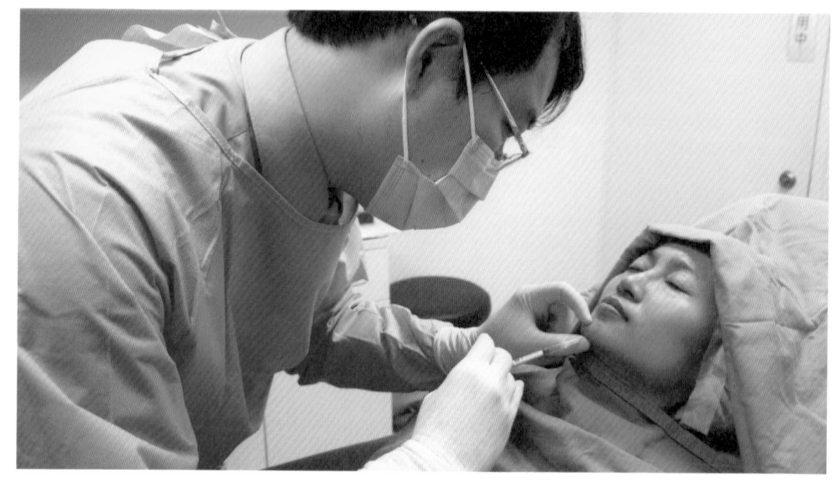

小針美容注射下巴

早在三四十年前就流行所謂小針美容，現在的年輕人比較少聽過這個東西，其實簡單的說就像現在的玻尿酸注射一樣，是一種液態填充物，只是小針美容使用的材質是液態矽膠。液態矽膠注入皮下後能使注射部位飽滿光亮，就很像現在的玻尿酸注射的效果。不過液態矽膠有嚴重的長期併發症，它會造成組織的慢性發炎與沾黏，而且重量比皮下組織重，因此會隨著年齡增加而產生變形與下垂的現象，且無法用手術方式完全清除復原，因此後來就沒人敢接受小針美容治療了。

小針美容

液態矽膠注入皮下後能使注射部位飽滿光亮，就很像現在的玻尿酸注射的效果。但年紀大了，會受重力影響而下垂嚴重。

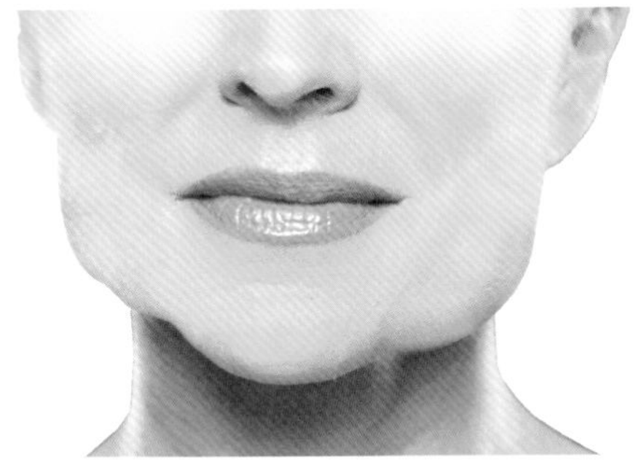

矽膠墊下巴

隨著手術醫療技術的進步，整形進入放置人工植入物（implant）的時期，植入物的材質以矽膠最為穩定，術後發炎的情況大幅減少。下巴部位普遍使用矽膠模型來增加下巴立體度，不論哪個廠牌的矽膠通常都會有大中小幾個尺寸，醫師會視需求選擇其中一個尺寸置入下顎骨前方。但術後外觀自然度不佳，也很容易位移。主要的原因是模型本身形狀固定，不符合下顎骨曲線，而且每個人的骨架不足的情況都不相同，有的人下巴短但不後縮，這時置入前方的模型會造成下巴太厚道。因此這種手術方式雖然簡單，但日後因外形不自然，想要再重修調整下巴外形的案例是相當多的。另外矽膠植入物也被證實有明顯的壓迫骨骼造成骨骼退縮的情形。

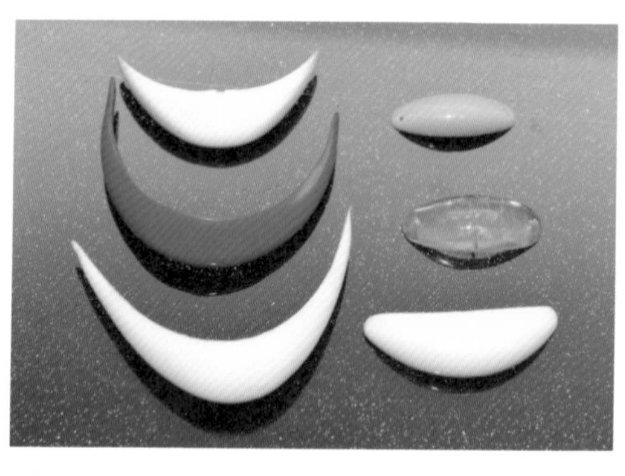

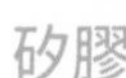

矽膠

使用矽膠模型來增加下巴立體度，這種手術方式雖然簡單，但日後需要再重修調整的案例是相當多的。

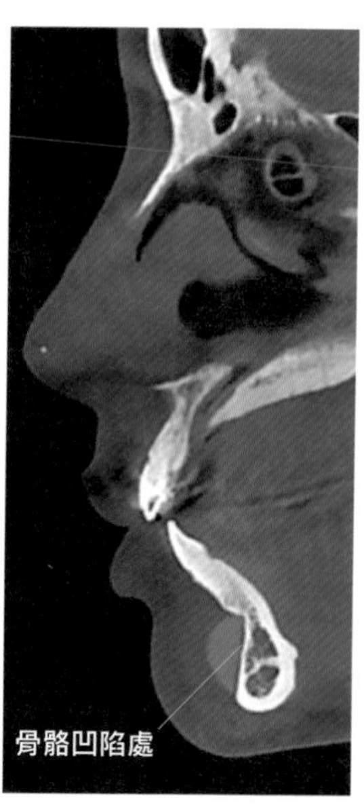

玻尿酸與微晶瓷注射

玻尿酸注射幾乎是微整形的代表了，大約十年前玻尿酸注射開始大量流行，所有臉部想增加飽滿度立體度的部位都有相對的注射療程。玻尿酸人體內也有，因此比較少有排斥發炎的問題，但主要的缺點是體積會隨著時間慢慢減少，卻又不會完全消失因而造成殘留，然後是外形偏圓潤飽滿，比較不「骨感」。以下巴部位來說，多次注射會造成大量的玻尿酸殘留在下巴肌肉中，使得下巴肌肉肥大而凹凸不平，也會造成下巴尖端下垂的不自然狀態。這種情況難以用手術方式復原。雖然目前有玻尿酸分解 可使用，經驗上可部分改善但無法完全分解。

至於微晶瓷的情形大部分和玻尿酸類似，微晶瓷注射的部位比起玻尿酸來說比較立體，但同樣也會部分吸收部分殘留，而且殘留的部分比玻尿酸更難清除（分解 完全無效）。

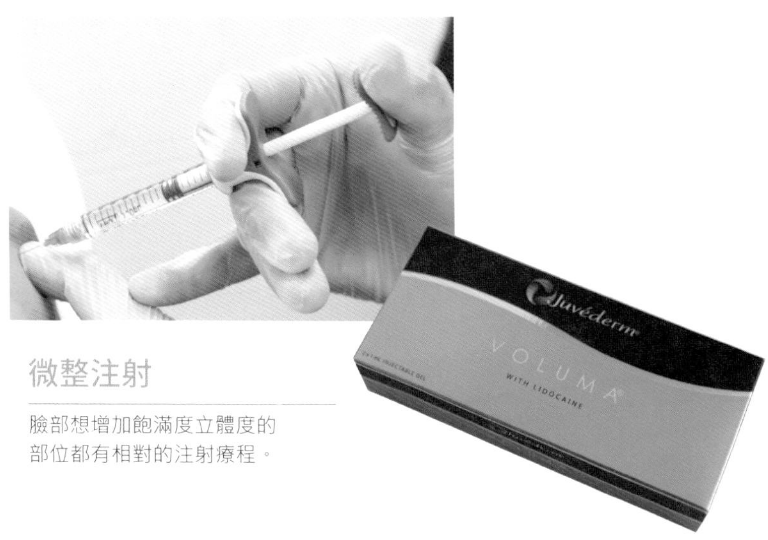

微整注射

臉部想增加飽滿度立體度的部位都有相對的注射療程。

骨水泥

醫療上稱的骨水泥是指聚甲基丙烯酸甲酯（PMMA），它是一種用來融入並黏合骨骼的材料，通常用於脊椎之間的固定。使用方式是將粉狀及液狀兩種藥劑調和後發熱變硬，灌入所需要填充的部位，由它的名稱「水泥」我們就可知道一旦硬化後，骨水泥非常堅硬外形不易更改，而且骨水泥會與骨骼融合無法分離，因為外形難以調整，很難精緻的做到客製化，就算在體外先行客製化，也不好置入體內，需要很大的口內切口才放得進去。還有一個重大缺點，骨水泥模型雖然硬，但質地很脆，模型兩側比較薄的地方容易斷裂，對於下巴兩側的順修線條不利，若術後外形不滿意幾乎是無法修改，因此骨水泥用在下巴手術並不是十分適合。

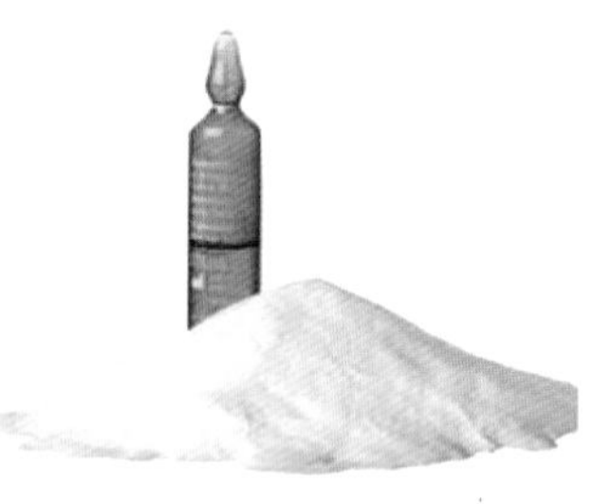

張醫師小教室

自從我發明 3D 列印精雕手術後，下巴整形界出現使用骨水泥搭配 3D 列印下顎骨的做法，以及用矽膠翻模的作法，但共同的問題都是置入不易和修正困難，因此人工骨還是我認為最好的選擇。

Medpor 人工骨

有鑑於矽膠下巴模的缺點，有些醫師改用人工骨這個材質。人工骨是俗名，它的成分是 Porous Polyethylene，簡單的說是一種多孔聚合物材質，這種材質硬度高、穩定性高，而且容許組織長到它的孔狀結構中，可減少莢膜攣縮以及感染率，是一種很好的重建骨骼的材質，目前最有名的人工骨廠商是 Stryker 公司的 Medpor 系列人工骨。Medpor 有專為下巴設計的幾種樣式，而且體積較大，可以修補的範圍也大，比較能改善下巴兩側的線條。但人工骨也因為堅硬，不容易在術中仔細調整外形，以至於術後下巴外觀常常過於寬大肥厚。而且為了固定它往往需要用使用骨釘打入下顎骨，傷口就必須開很大，下顎神經也容易拉傷。因此以往使用人工骨的數量比矽膠少。

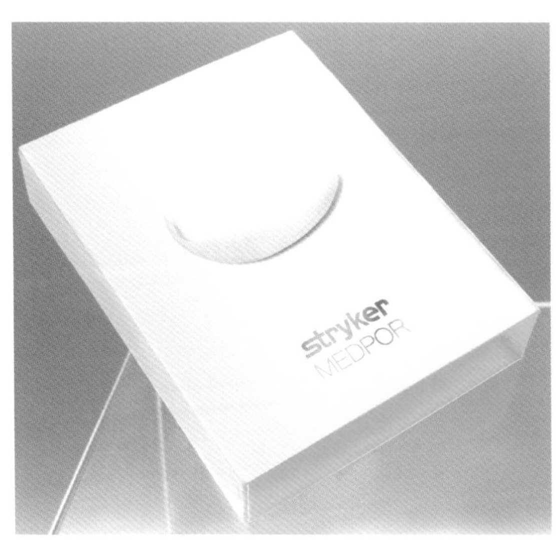

客製化雕刻的 Medpor 人工骨

傳統的人工骨墊下巴作法並不精緻，而且需要骨釘固定防止滑動。如果將人工骨這個材質加以客製化修改，以往的缺點就沒有了，反而變成目前最好的材質。Medpor 人工骨硬度適中，在仔細的雕刻下能呈現精緻的線條，也因為硬度夠，能夠從小的入口置入患部而不變形。我利用 3D 列印的下顎骨來做參考，將巨大的 Medpor 人工骨用手工雕刻，讓人工骨內側的形狀能貼合骨骼表面，如此一來就不會位移，免除打骨釘的困擾，外觀上可以按照所需的部分雕塑，讓線條不再臃腫，反而更加自然。對照本人的骨骼模型可以避開大神經孔位置，避免神經受傷麻痺。所以客製化精雕後的人工骨是我目前認為最適合下巴手術的材質。

其實熟悉人臉結構的醫師都知道，人之所以面貌不同，絕大多是因為臉部骨架不同，而且有時差異極大。面對千變萬化的線條，不可能用簡單幾種模型就能搭配。下巴更是如此，下顎骨線條變化多端，理想的植入物不但要完全貼合骨骼，更要在外形上符合自然的線條走向，如此一來，唯有客製化的植入物才可能符合這個需求。基於這個理念，我研發了 **3D 列印輔助的人工骨客製化雕刻技術**，可以說是走在時代的前端。對於接受手術的人來說，傷口變小、手術時間短、併發症變少、效果自然且較能符合自己的期望。下個章節會針對這個手術方式詳細說明。

客製化雕刻的 Medpor 人工骨

下顎骨線條變化多端，唯有客製化的植入物才能符合需求。

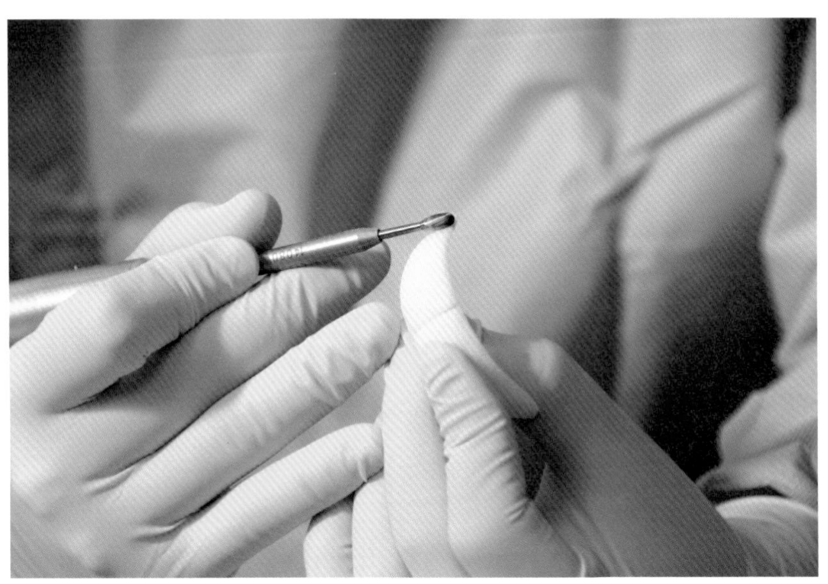

張醫師小教室

Implant 這個英文字是指將物體置放到身體內部，中文有很多種說法，植入物、植體、假體、模型等都有人使用。女性隆乳置入的義乳也是 implant 的一種。

Chapter

4

訂製屬於自己的下巴

對下巴整形的獨到心得

「下巴線條 80% 以上是骨架造成的」，這句話我在診間常常說。看似簡單的一句話，其實是匯集了多年下巴整形的獨到心得。很多人以為只要能改變外形，不管用什麼方式都一樣，事實上是很不一樣。前面章節有提到下巴的組成包含外面的軟組織和內部的骨骼，我們應該儘量不要改變軟組織的形狀和功能，而是改變骨架線條，最後的外觀和動作才會自然。所以下巴整形最重要的一件事，就是做出客製化改造的植體。

為什麼要客製化改造下巴模型？

簡單的說，是為了做出服貼順暢的骨骼線條，以往的手術方式，模型與骨骼不合，導致模型容易滑動移位，外形更是不自然，若將模型改成和骨骼完全貼合，不但不會位移，整體外形自然又好看。

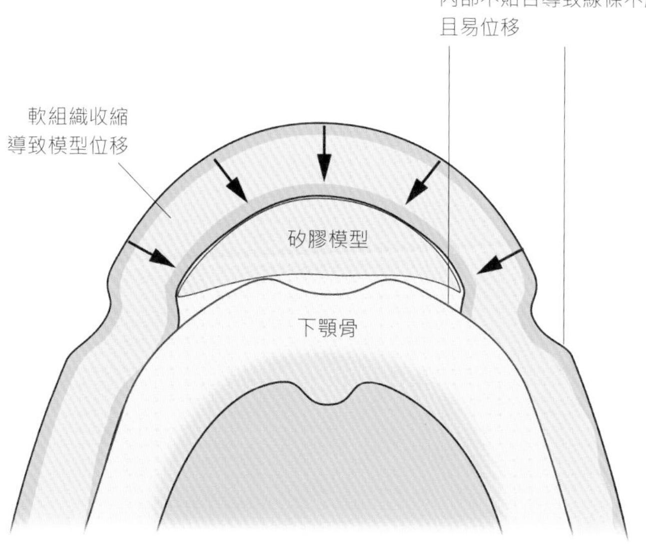

傳統矽膠下巴手術

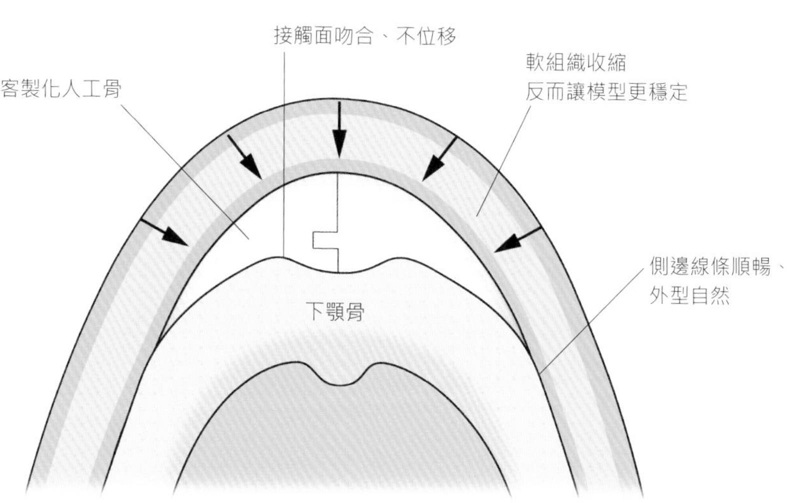

客製化人工骨下巴手術

不打骨釘是不是容易位移？為什麼客製化的人工骨不會位移？

我常舉個例子，大家都玩過樂高積木吧，兩塊積木接起來後不會鬆脫，為什麼呢？因為接觸面吻合，同樣道理，下巴模型和骨骼接觸面吻合，自然就不會位移。

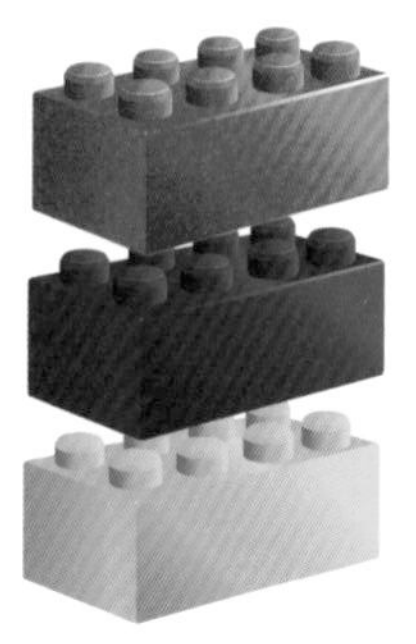

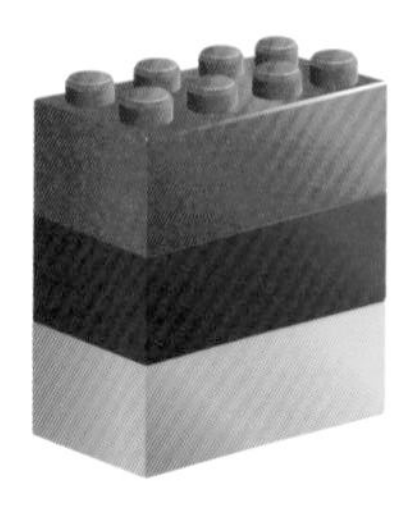

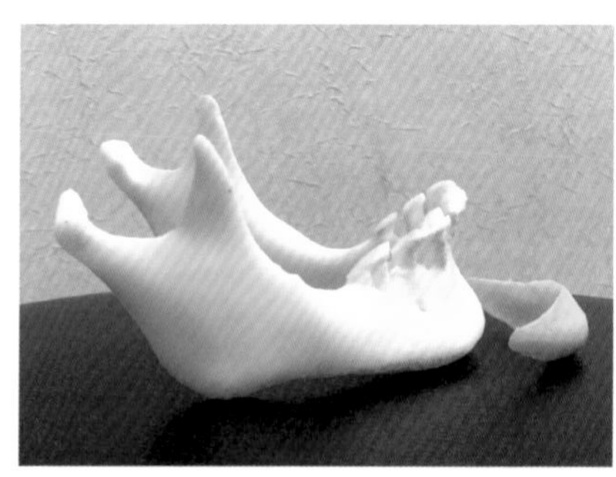

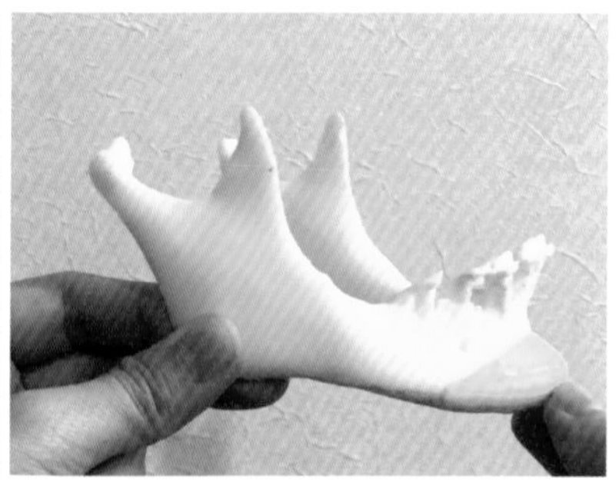

人工骨貼合下巴

由於人工骨模型內緣經過仔細雕刻，並比對下顎骨模型，能達到極度貼合，線條自然。

怎麼樣的手術方式來改變骨架比較好呢？我的理念與大部分人的需求是一致的。

- 儘可能不要動到自己的骨頭
- 傷口愈小愈好
- 手術併發症少
- 手術時間短，恢復快
- 外觀自然漂亮，各種表情下都自然好看
- 針對自己的問題客製化改善
- 不要讓骨釘骨板等金屬物留在下巴內
- 重修容易

我鑽研多年後，認為要符合以上的需求，最好方式就是：**3D 列印下巴精雕術**。

這是一種「**術前訂製**」的作法，這個方法包含了幾個重要的步驟：

步驟一 3D 術前模擬（仔細的術前評估）

⇩

步驟二 3D 電腦斷層掃描（測量你的骨架）

⇩

步驟三 3D 列印技術（製作你的下顎骨模型）

⇩

步驟四 3D 手工精雕（客製化植入物製作）

3D 術前模擬

整形前最重要的就是溝通，除了應該說明的醫療事項之外，我想最最最重要的就是外形溝通了。

傳統術前溝通是用「說」的。你對醫師說：「我想要像某某人的下巴」，醫師說：「好！我幫你做」；術後你說：「我要的不是這樣的線條，跟某某人差好多！」醫師說：「你又不是某某人，這樣的線條已經很好了，OK，結案！」

這種溝通模式存在很大的認知誤差，首先，你覺得某人或某藝人好看的下巴，其實可能不適合自己的臉型。再來，你無法想像術後自己的樣子。現在很多人會用電腦或手機「P 圖」，P 完拿給醫師看說我要這樣子的線條，可是那個線條是平面的，而且可能和本人實際上可達到的線條不同。最好是由執行手術的醫師本人使用專業的 3D 醫療模擬系統，用你的 3D 臉部外觀直接 P 給你看。這麼一來，不但看到的是自己的臉，好不好看用直覺就可以判斷；更重要的是，這是由醫師 P 的，代表實際上是可以達到的目標。當然，術前模擬與實際的術後外觀會存在一點差別，但至少不會差太多。

（註：P 圖這個詞為近年常用的網路用語，意思是藉由軟體工具來修改照片，常用來改變臉型及身形，P 取自著名修圖軟體 Photoshop）

3D 術前模擬

張醫師使用的專業 3D 術前術後模擬系統，是美國 CANFIELD 公司的 Vectra 高階 3D 模擬系統，是目前世界最先進的醫用模擬器之一。

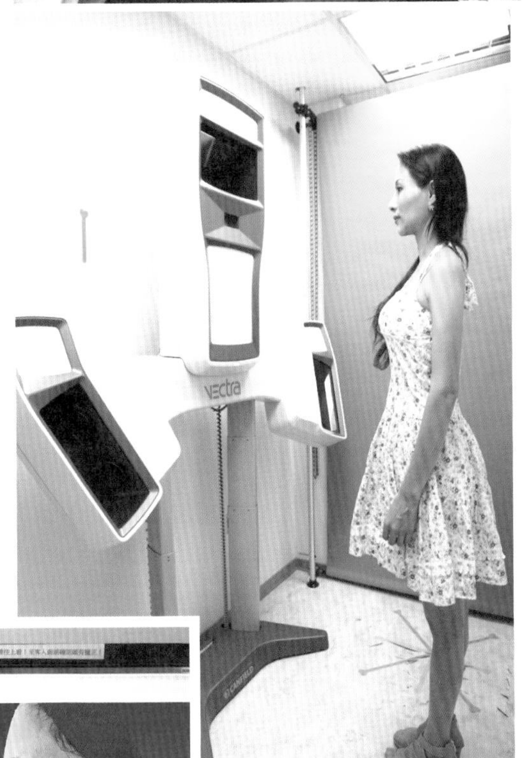

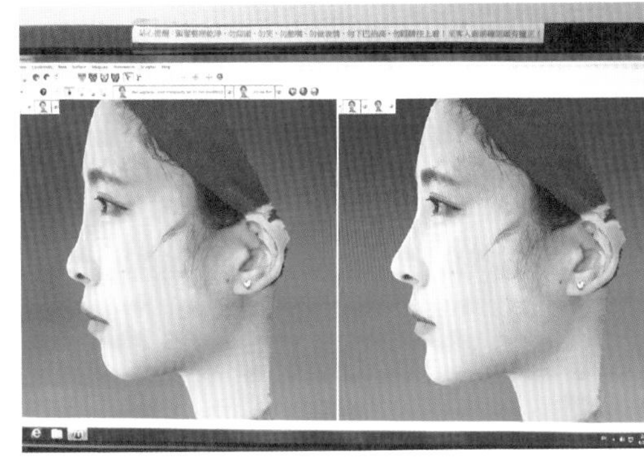

最好是由執行手術的醫師本人使用專業的 3D 醫療模擬系統，用你的 3D 臉部外觀直接修改給你看。

3D 電腦斷層掃描

這個步驟是要取得骨骼的精準尺寸。當我們量身訂做一件衣服，需要仔細測量身體的各種尺寸，但我們沒有辦法直接用尺來量骨骼尺寸，因為骨骼是藏在軟組織下面，藉由電腦斷層掃瞄，我們可以得到骨骼尺寸資料，這個資料有很多用途：了解骨架特色、了解骨骼不對稱的地方、之前手術的痕跡（植入物位置、金屬物的位置等）。

對我而言，這個資料更可以用來製作 1：1 的下顎骨 3D 列印模型，一旦印出這個模型，就可以為它量身訂做適合的植入物，就像訂製衣服一樣。

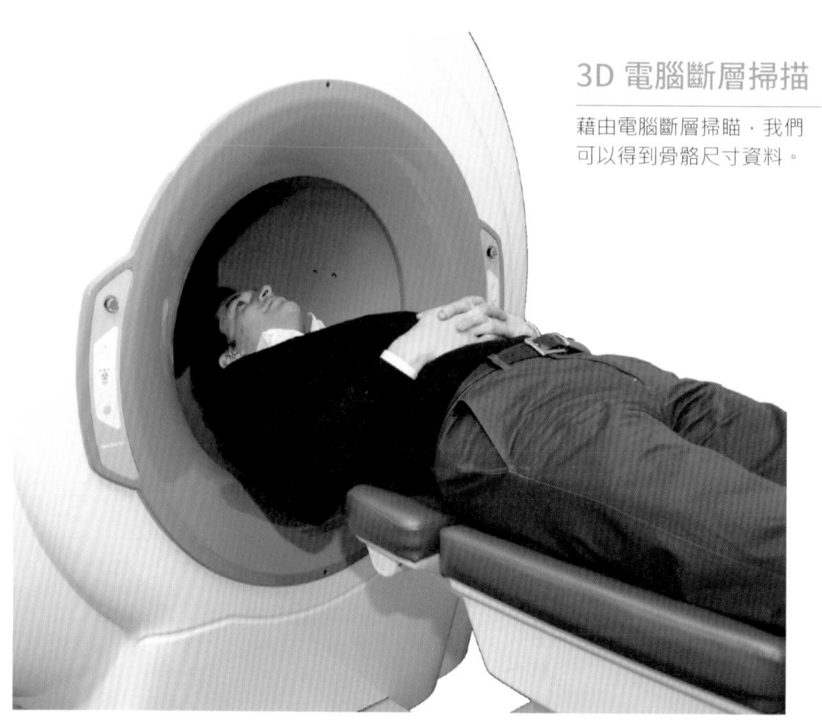

3D 電腦斷層掃描

藉由電腦斷層掃瞄，我們可以得到骨骼尺寸資料。

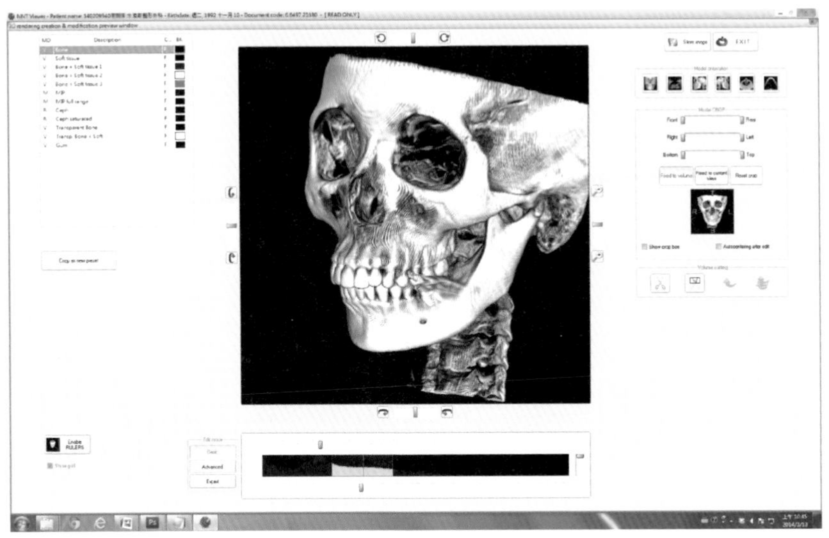

電腦斷層掃描資料可以重組成 3D 畫面，清楚看到骨骼形狀。

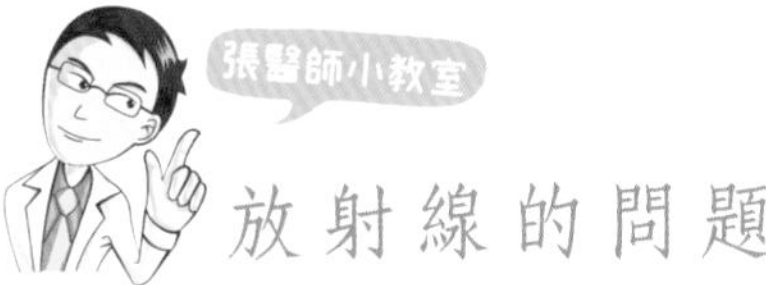

放射線的問題

有人會擔心電腦斷層掃描會造成放射線曝射過量，確實，電腦斷層掃描是用 X 射線，拜目前醫療放射技術的進步，X 射線的劑量和以往比起來大幅下降，偶爾為之的掃描造成身體疾病的機會不大，而且掃描後若取得完整的檔案，在不同醫師之間也可以用來判讀，減少重複檢查的次數。

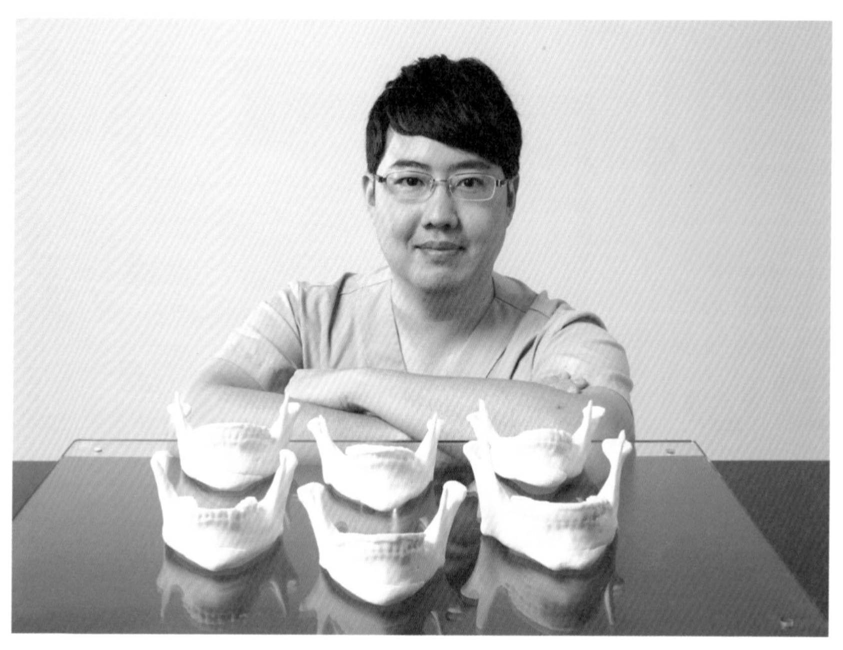

3D 列印技術

3D 列印技術在醫療上的應用是劃時代的進步，列印出體內的結構模型讓我們在製作輔具、教學、客製化植入物等方面有很大的幫助。在下巴整形這個領域，我很早就投入研究，並發展出一連串的流程來完成客製化人工骨製作。當我手上有下顎骨的列印模型時，就可以依照術前 3D 模擬的溝通來製作客製化植入物，達到「看到幾乎等於做到」的程度，當然這也要靠經驗的累積。

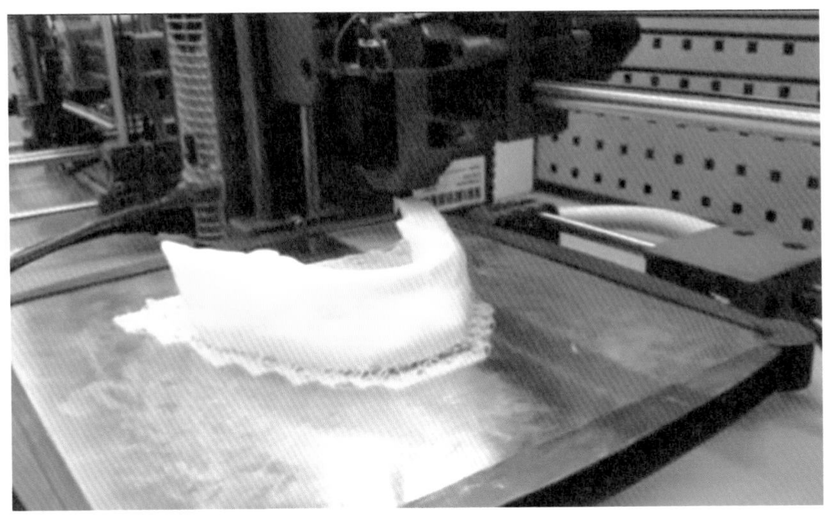

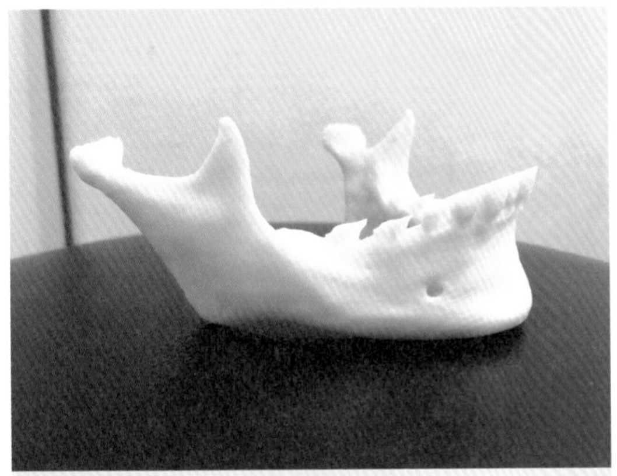

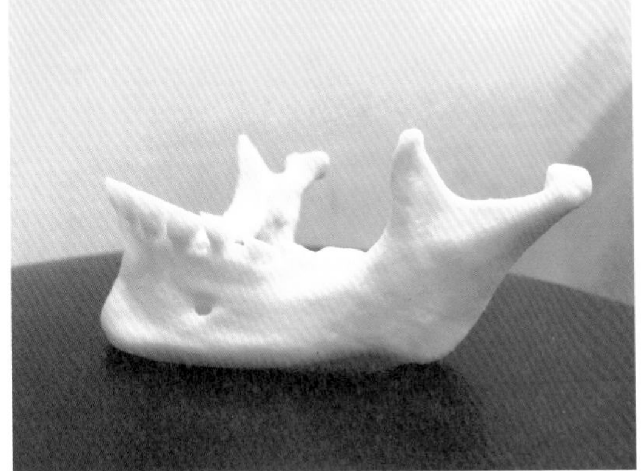

3D 列印技術

有下顎骨的列印模型時，就可以依照術前 3D 模擬的溝通來製作客製化植入物。

3D 手工精雕植入物

3D 手工精雕植入物就是客製化訂做植入物。我採用的植入物是 Medpor 人工骨，在還沒手工修改之前，人工骨的外形不會浮貼骨骼，不浮貼就容易位移，所以傳統人工骨的作法要打骨釘將人工骨強制固定在骨骼上，可是這麼一來會產生人工骨和骨骼之間的空隙，而且為了打骨釘需要破壞更多軟組織，最後留下骨釘在人體內，缺點其實很多。如果手工修改人工骨內側去符合下顎骨的表面線條，當人工骨放上去就不會位移，連骨釘都不用打。而且這個浮貼雕刻的步驟在手術前就已經完成，可以大幅減少手術時間、縮小傷口大小、副作用少。

雕刻一個模型可以分成內側和外側兩部分，雕刻內側是為了浮貼骨骼，雕刻外側是為了客製化線條來達到理想外形。這種雕刻需要純熟穩定的技巧和經驗，雕刻得不好，最後外觀與模擬的落差會變大。

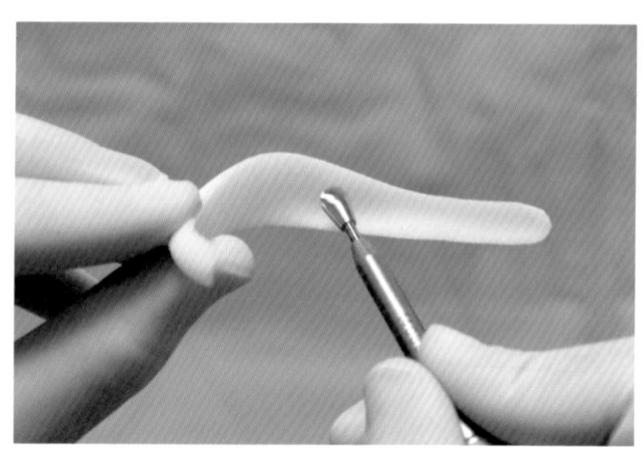

雕刻一個模型可以分成內側和外側兩部分，雕刻內側是為了浮貼骨骼，雕刻外側是為了客製化線條來達到理想外形。

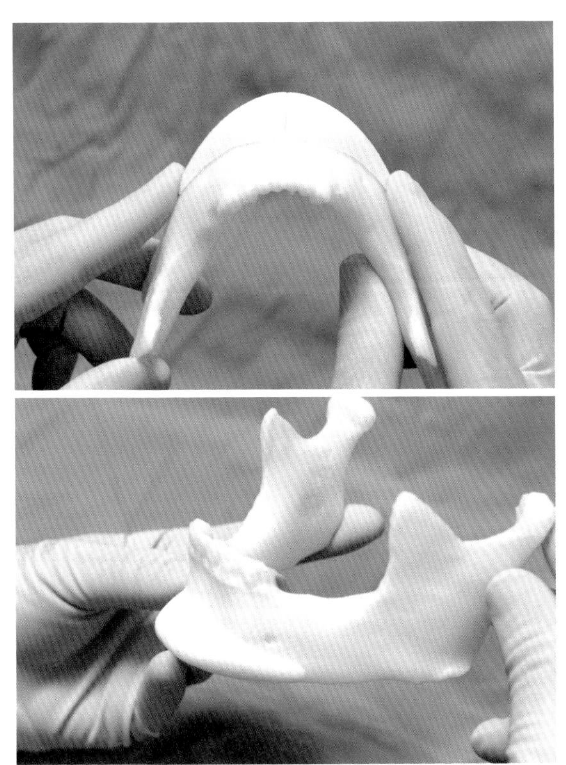

一個經過仔細雕刻的下巴模，放在骨頭上就好像天生的骨骼延伸，非常自然好看。

有人或許會問，為什麼不乾脆直接列印一個客製化的東西放入下巴？植入物是預定要放入人體一輩子的醫療材質，目前能直接列印的植入物材質不多，而且牽扯到昂貴的價格與冗長的時間，在整形美容領域並不實用，而且請生技公司列印的東西最終還是會有不合的地方，術中還是需要手工修正，因此醫師的「刻工」還是關鍵技術之一。

以上是 3D 列印下巴精雕術在「手術前」需要做的事，看上去有好多事情要做，和傳統手術比起來要費工得多，但是為了在一次的手術中達到最好的效果，醫師再費工也是值得的。

「3D 列印下巴」發表於國際醫學期刊 ASJ

3D 列印下巴手術我已在 2017 年發表於美容整形外科指標性期刊《Aesthetic Surgery Journal》，篇名為：Computer-Assisted Planning and 3D Printing-Assisted Modeling for Chin Augmentation。這篇發表是累積多年 3D 列印下巴整形個案，將其達到高滿意度之臨床經驗予以追蹤分析；這種新式的 Medpor 人工骨墊下巴術，前置作業更長，流程當然比一般手術耗時，對醫師而言可說是麻煩許多，但卻能讓受術者大大受益。對我而言，為了追求完美與安全，我毫不猶豫選擇比較麻煩的做法，畢竟新科技的出現，為的就是追求更完美的事物，那麼動到身體髮膚的手術，當然值得用更好的！

很多人也許會好奇，事前這麼費工、這麼多程序，那麼術後的結

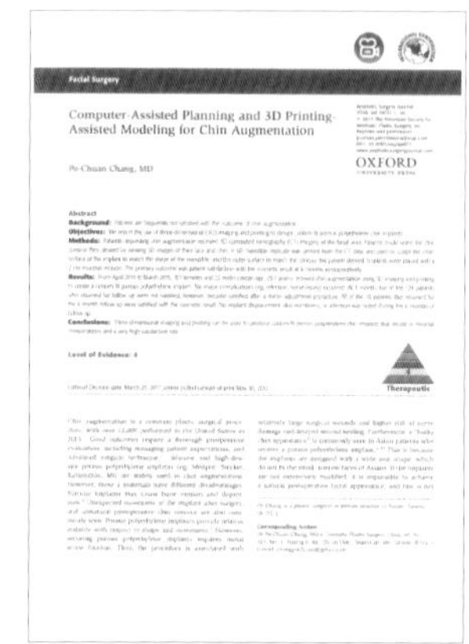
Facial Surgery

Computer-Assisted Planning and 3D Printing-Assisted Modeling for Chin Augmentation

Po-Chuan Chang, MD

OXFORD

Abstract

Background:

Objectives:

Methods:

Results:

Conclusions:

Level of Evidence: 4

2017 年美容整形外科指標性期刊

《Aesthetic Surgery Journal》，篇名為：Computer-Assisted Planning and 3D Printing-Assisted Modeling for Chin Augmentation。

這項研究發表，也同時獲得國內外許多迴響，多次受邀國內外學會擔任「3D 列印下巴手術」示範教學與講師。

果真的比較好嗎？從研究結論來看，答案是「更高的滿意度、較低的併發症」。首先，由於搭配術前模擬、3D 列印、客製化雕刻等程序，除了可以充分溝通外形，也能達到術後近乎模擬成果的完美樣貌。此外，因為多數程序都在術前處理，術中時間相對縮短、傷口小、貼合不打骨釘、避開神經孔等，都讓併發症降到最低，也幾乎不會有位移、感染、神經麻痺等問題；因此，術後不管外形、整體復原狀況的滿意度都是極高的。

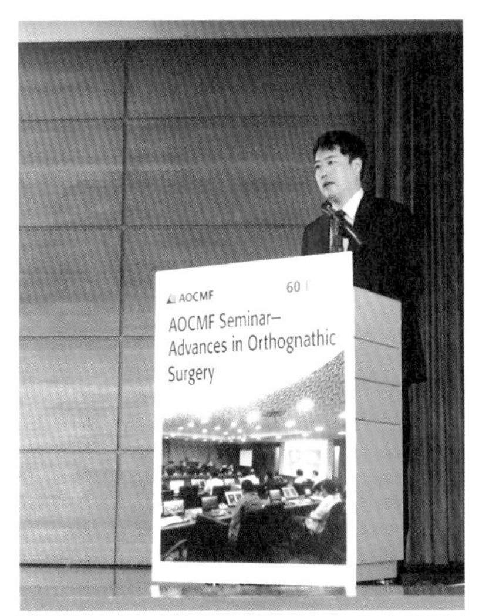

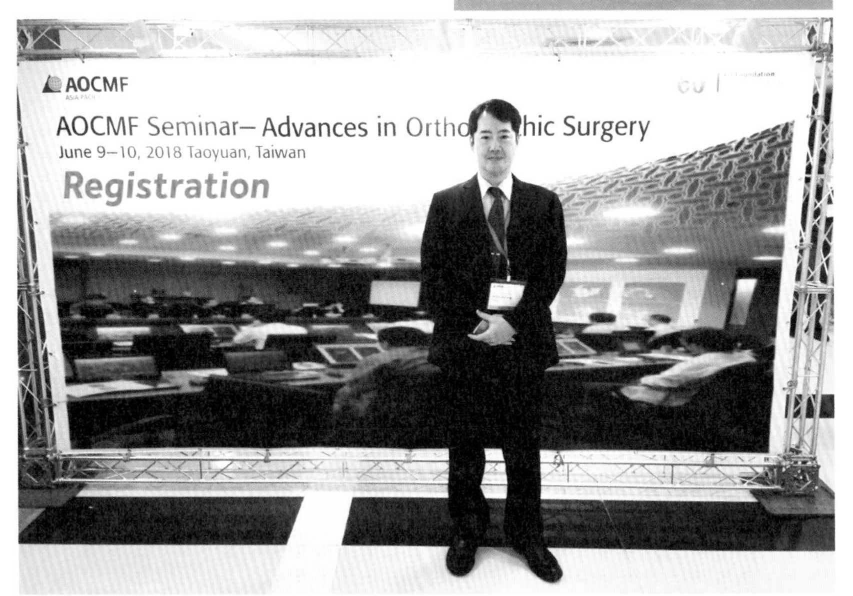

Chapter

5 手術如何進行、術後照顧與恢復期

術前準備

- 術前一周內避免在面部做各種醫美療程或手術，以免外觀腫脹影響術中判斷，手術傷口也可能造成交互影響。
- 保持睡眠充足，放鬆心情。
- 術前 8 小時開始禁食及飲料。

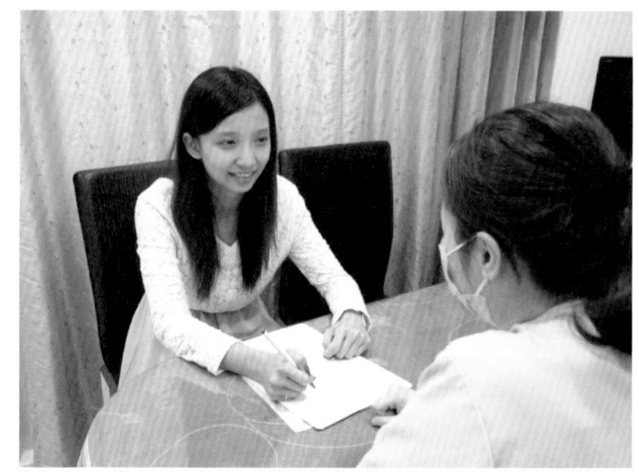

術前準備

確認手術後，會由護理人員說明術前注意事項。

手術進行

- 3D 列印下巴精雕術手術時間約 30 ～ 40 分鐘，在舒眠麻醉下進行。

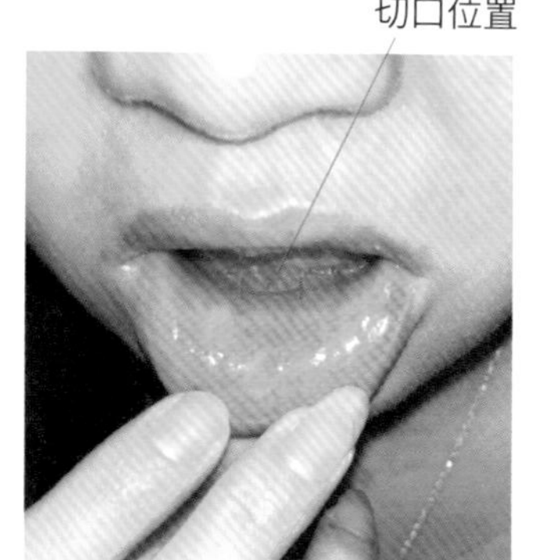
切口位置

- 手術切口的位置位於下嘴唇內側深處黏膜，寬約 1.5 公分。
- 醫師會剝離骨骼與軟組織來放置植入物。
- 放入植入物，並微調外形以符合術前溝通的下巴線條。
- 使用組織膠來黏合撥開的組織，大幅減少瘀血。

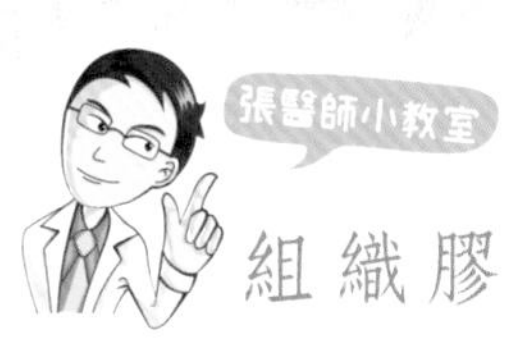

組織膠

組織膠是一種新型態的醫療產品，成分為蛋白黏合劑與凝血酶。使用組織膠在傷口內可促成組織貼合，減少血腫及發炎的機會，術後不用放置引流管，傷口恢復快。

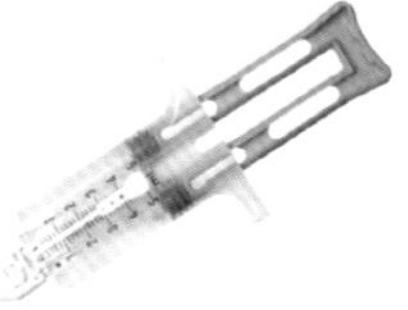

- 縫合傷口。
- 用膠帶貼下巴皮膚來固定。

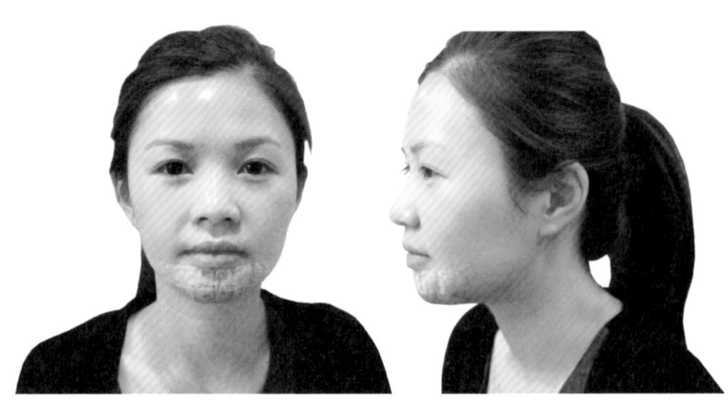

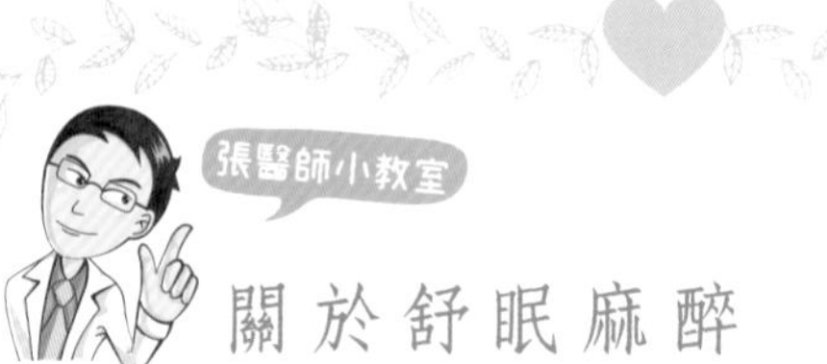

關於舒眠麻醉

舒眠麻醉是指由靜脈注射麻醉藥物，讓接受手術者在整個手術過程中，像睡一覺醒來一樣，不需要承受手術進行時的緊張與可能突發的疼痛。由於術前的溝通與模擬已經趨近完善，於是不需要醒著與手術醫師進行「術中溝通」。麻醉過程在專門麻醉人員的全程監視下，再加上手術時間不長，出血量極少，可以說是相當安全。

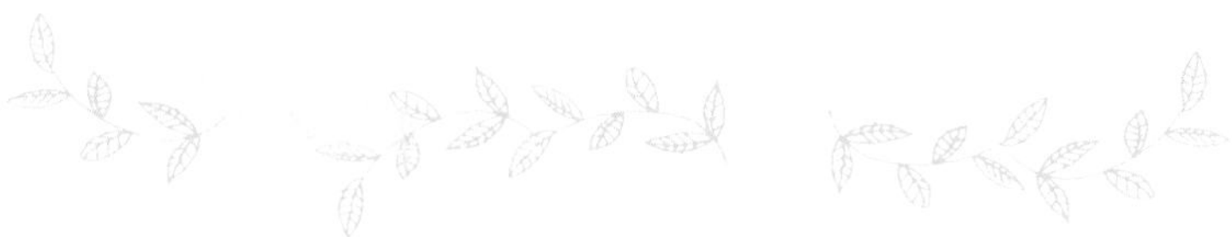

手術後三天內

- 是腫脹最多的時候，被膠帶貼住的區域會覺得比較緊。
- 嘴巴動作會比較不靈活，但可以吃東西、喝東西。
- 進食之後用漱口水漱口，晚上睡覺前正常刷牙。
- 避免吃刺激黏膜的食物（很燙的、辣的），不吃生食或容易導致過敏的食物，不菸不酒。
- 保持睡眠充足，側睡沒關係，但不要趴睡。
- 按時服藥，例如抗生素、止痛藥等。
- 術後第三天可以自行撕去膠帶。

手術後一個月內

- 主要是腫脹的消退，消退的速度大約是每一周消去一半的腫脹。簡單來說，術後一星期還有一半的腫脹，臉型偏寬偏長；但術後滿一個月時只剩一成的腫脹，外形已經很漂亮，與最終的外形相去不遠了。
- 漱口水要持續使用到術後一個月左右。
- 口中的縫線會在二至三周左右自行脫落。

- 不要自行檢查傷口，也不要用舌頭去舔傷口，因為初期怕拉傷或汙染傷口。

術後一個月至六個月

- 外形穩定，由輕微腫脹到完全消腫，漸漸呈現骨感立體感的下巴。
- 各種術後的感覺（緊繃感、異物感、壓痛、拉扯痛）漸漸減少到幾乎沒有或完全沒有。
- 正常生活，但不要大力去壓下巴尖（模型不會位移，但會痛）。
- 術後滿六個月可以說是結束整個恢復期。

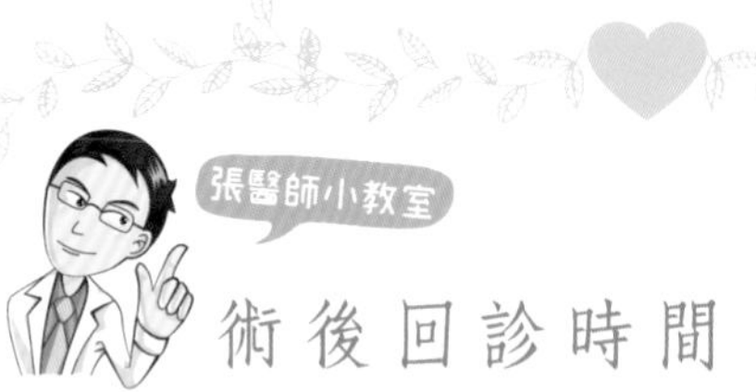

術後回診時間

術後回診是很重要的，在不同的回診時間點，都有重要的檢查重點。下巴手術術後一周、一個月、以及六個月都要回診檢查。術後一周消腫約一半，外形還無法看出精雕的線條，回診的重點在於檢查有沒有發炎；術後一個月消腫九成，大致上的外觀穩定，可以開始恢復正常口腔照顧；術後六個月幾乎完全穩定，外形也定形達到最終狀態。

個案分享

個案周小姐是知名直播主，主訴上鏡頭時，臉看起來比較肉，下巴線條不夠 V，因此前來求診。周小姐的下巴略有後縮，臉頰兩側脂肪多，因此在利用 3D 影像模擬時，調整下巴尖點、左右側臉線條，以符合V臉的效果。手術建議以3D列印下巴精雕搭配口內取脂，達到 V 臉需求。

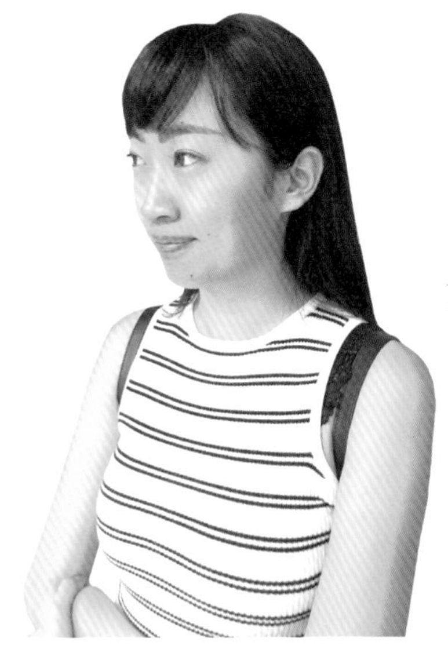

術前

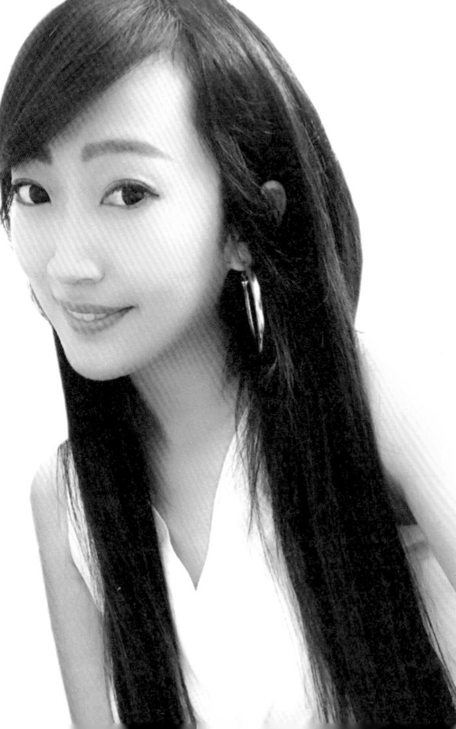

術後半年

術前

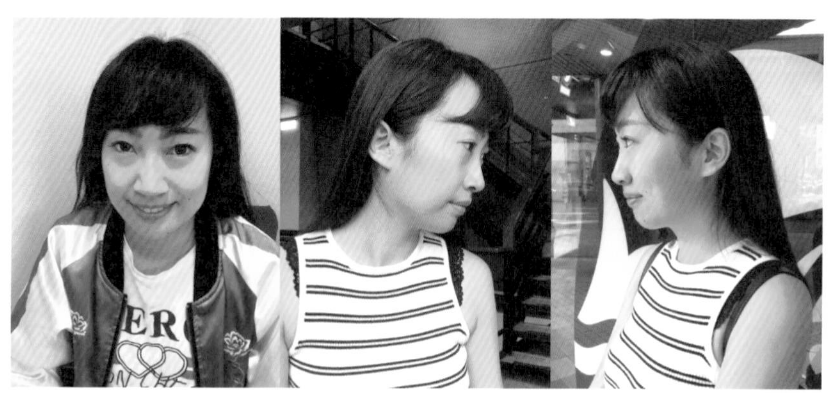

從各角度看上去，周小姐的下巴後縮，兩頰也稍微肉肉的。經過評估後，我建議她以 3D 列印下巴手術增加下巴挺度，再配合口內取脂，修飾兩側多餘的臉頰脂肪，讓 V 臉效果更為明顯，整體臉部精緻度也會更加提升。底下一起看看手術詳細的流程：

步驟一　醫師諮詢／3D 模擬預覽

諮詢前會先拍攝 3D 模擬圖，透過 3D 模擬圖便能直接預覽手術後的各種角度的樣貌，也能看出術前術後的對比差異。諮詢期間，可依照患者需求，與患者直接進行溝通討論並做調整，讓醫師與患者的溝通上更為方便且明確，也能加強患者對術後成果的信心。

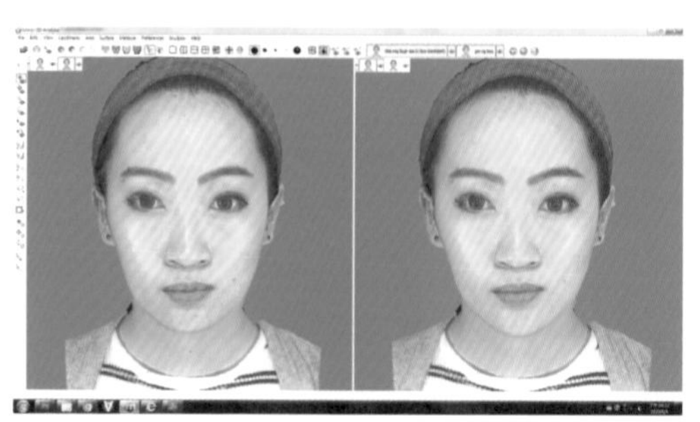

術前　　模擬術後

左圖為術前，右圖為術後模擬，從正面的對照就能看出原本的下巴明顯伸長，下半臉更顯瘦。

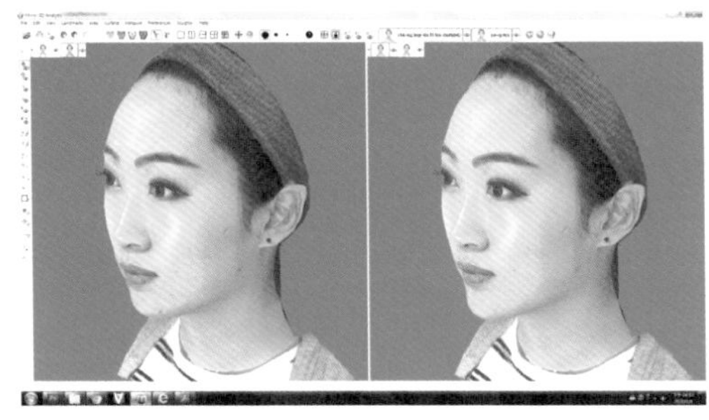

術前　模擬術後

從側面角度看上去，模擬術後側臉下巴也較挺出。

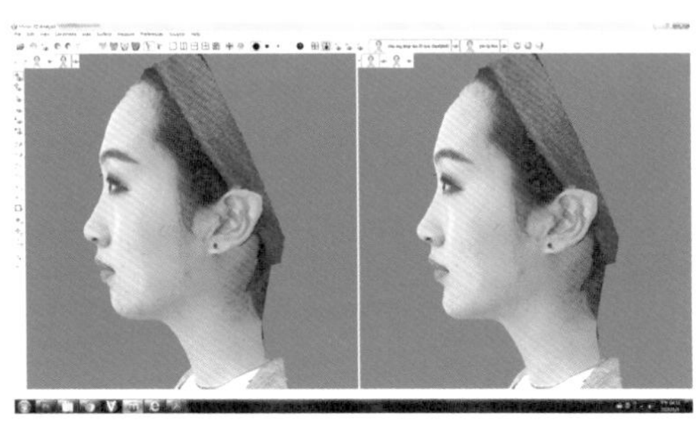

術前　模擬術後

模擬側面臉型輪廓的改變更為明顯，整體五官的精緻度也因此大幅提升。

步驟二　3D 電腦斷層

藉由 3D 模擬預覽確認想要的效果後，接著讓患者進行高解析的 3D 電腦斷層掃描，以短短 20 秒取得鉅細靡遺的頭骨影像。取得的影像不只具備高解析度，還能任何角度皆可隨意翻轉觀看，除提供 3D 列印需要，更可避免誤傷神經。

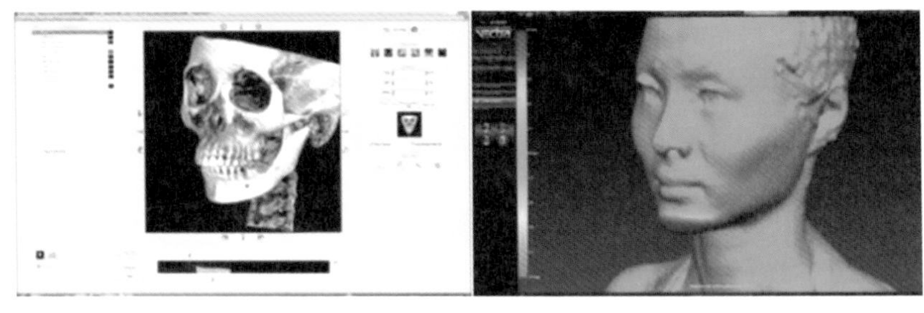

步驟三 3D 列印與術前雕刻

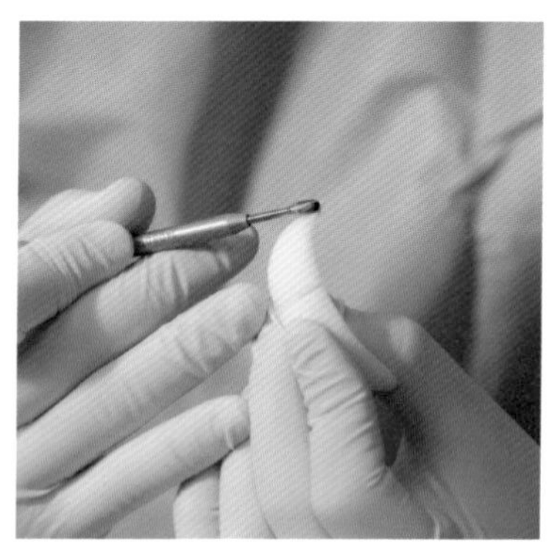

完成 3D 電腦斷層掃描後，會將掃描的立體影像資料輸入電腦，再利用 3D 印表機列印出實體的下巴。列印出來的下顎骨經由張醫師對其雕刻出一個全面服貼下顎骨線條的下巴模型。

步驟四 術前衛教與最終確認

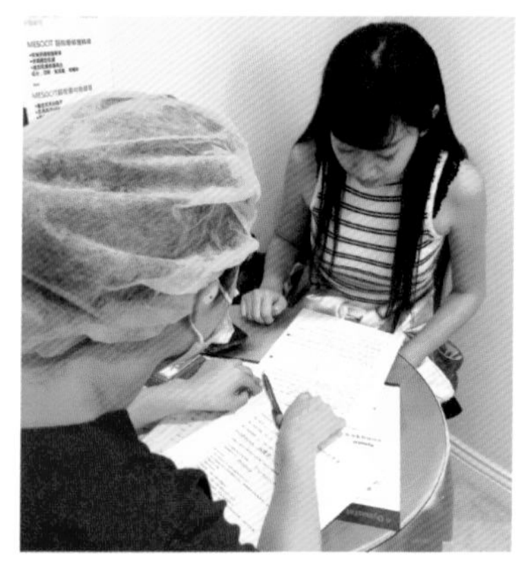

手術當天會由護理人員說明術前術後的衛教注意事項，並簽署手術同意書。手術前會與醫師再次溝通下巴外形與手術問題討論等，接著，就可以進行手術囉！

步驟五 手術囉！

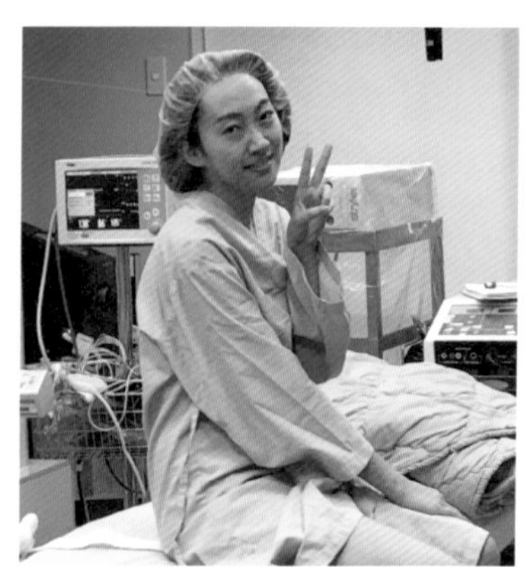

手術會再將模型直接放入下巴內，因此不需一小時就能完成手術，並且傷口不到 1.5 公分。

術後結果大公開！

術後隔天

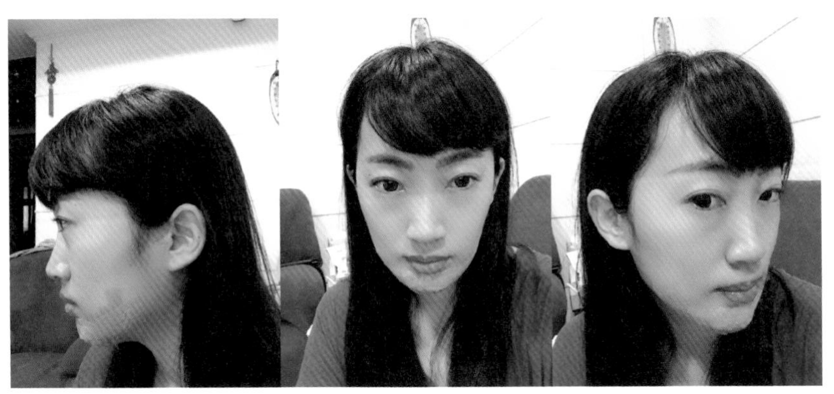

手術完當下會貼上美容膠帶，到隔天僅會有些微腫脹、線條稍微有點不自然。

術後三天

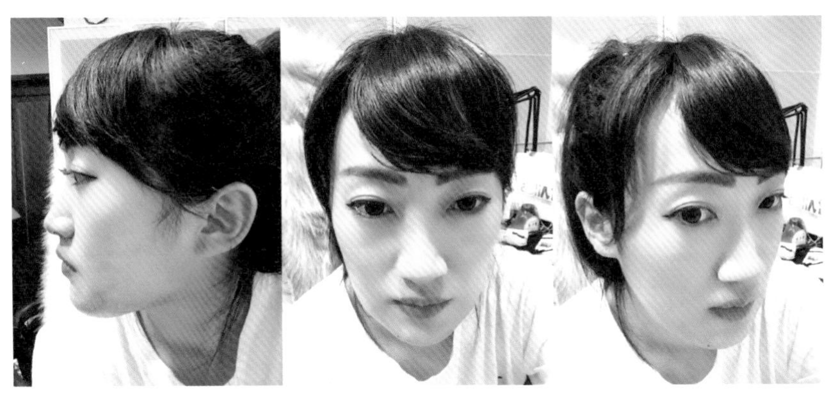

術後三天已經可以取下膠帶了。由於 3D 列印人工骨墊下巴與口內取脂的傷口都在嘴巴內部，因此從外表不會看到疤痕，不過目前腫脹比較明顯。

術後一周

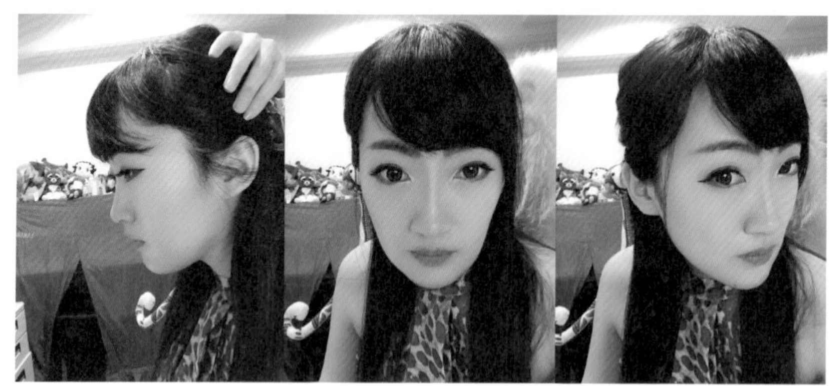

一周後已經消腫一半，此時臉型看起來可能比預期的形狀長一點，不過這只是過渡期現象。

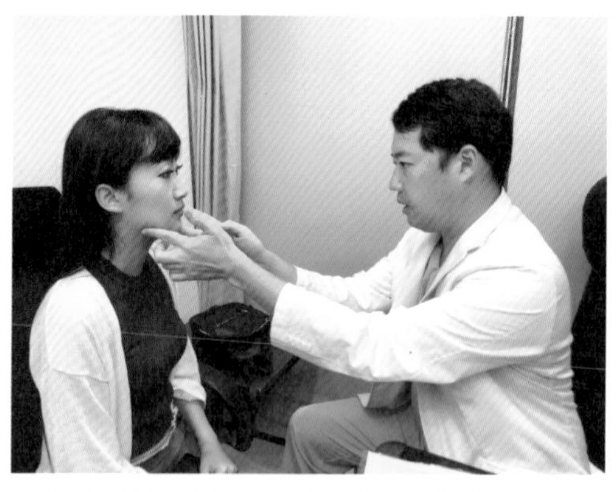

術後約一周回診，追蹤傷口復原狀況。

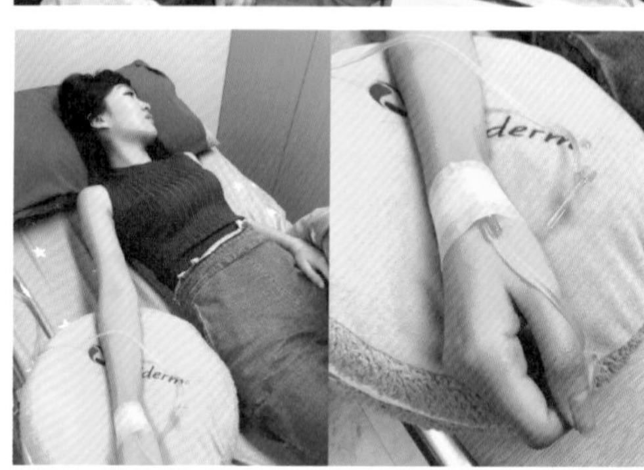

回診期間可以打消腫點滴，幫助縮短恢復期。

術後一個月大對比！

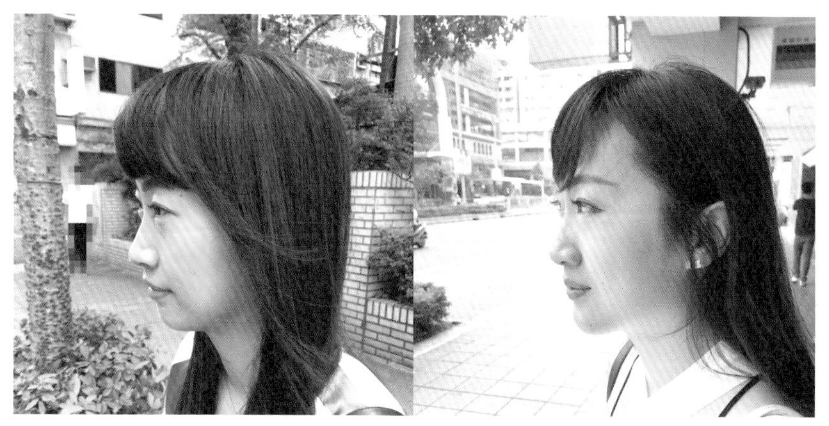

術前　　實際術後

一個月後，周小姐終於擺脫了短下巴與微肉臉，臉型變得更加立體有型。

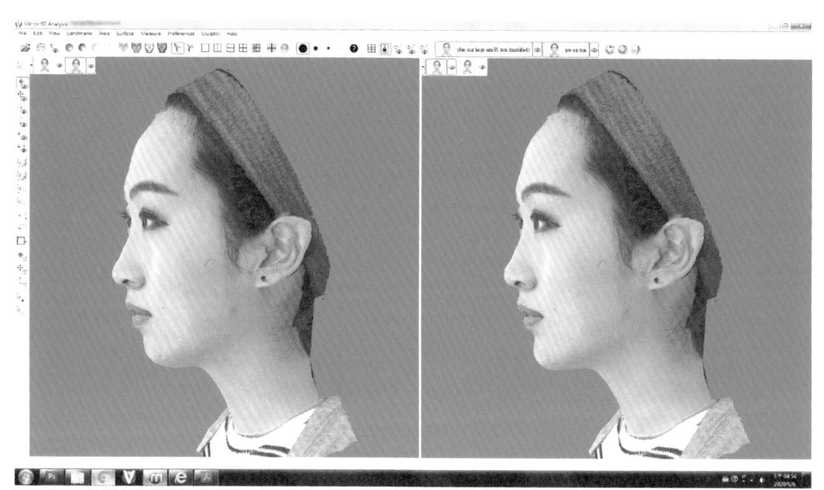

術前　　模擬術後

與上圖對比，術前的模擬與術後的實際狀況相對照，可以說幾乎完全無違和！

術後半年，全面追蹤！

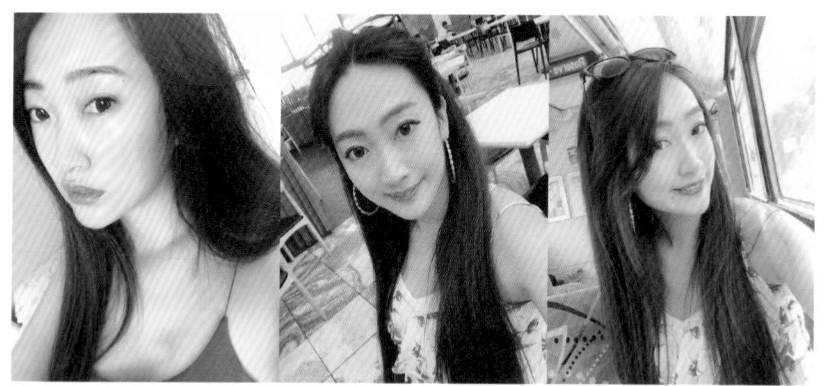

六個月後的臉型各角度都很完美，迷人臉龐在鏡頭前是如此精緻動人，周小姐對成果感到相當滿意！

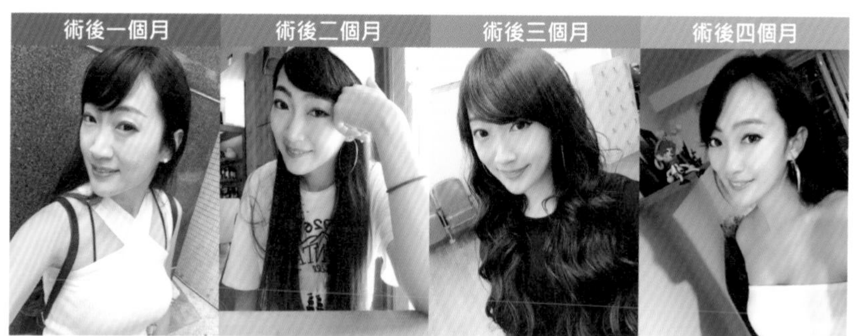
術後一個月
術後二個月
術後三個月
術後四個月

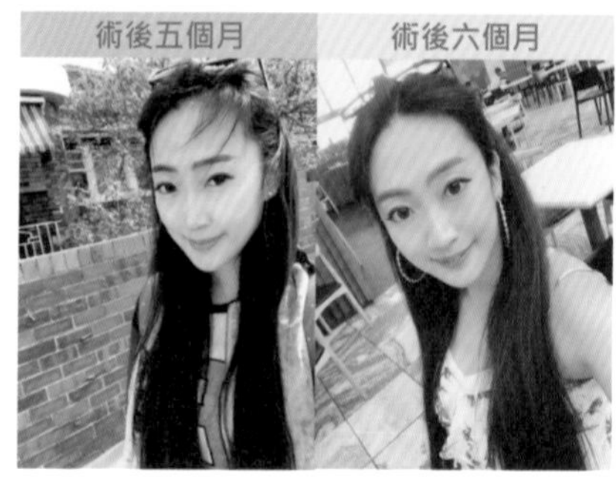
術後五個月
術後六個月

自術後一個月到六個月持續追蹤，臉型順利消腫復原，下巴的各角度都呈現的非常穩定自然。

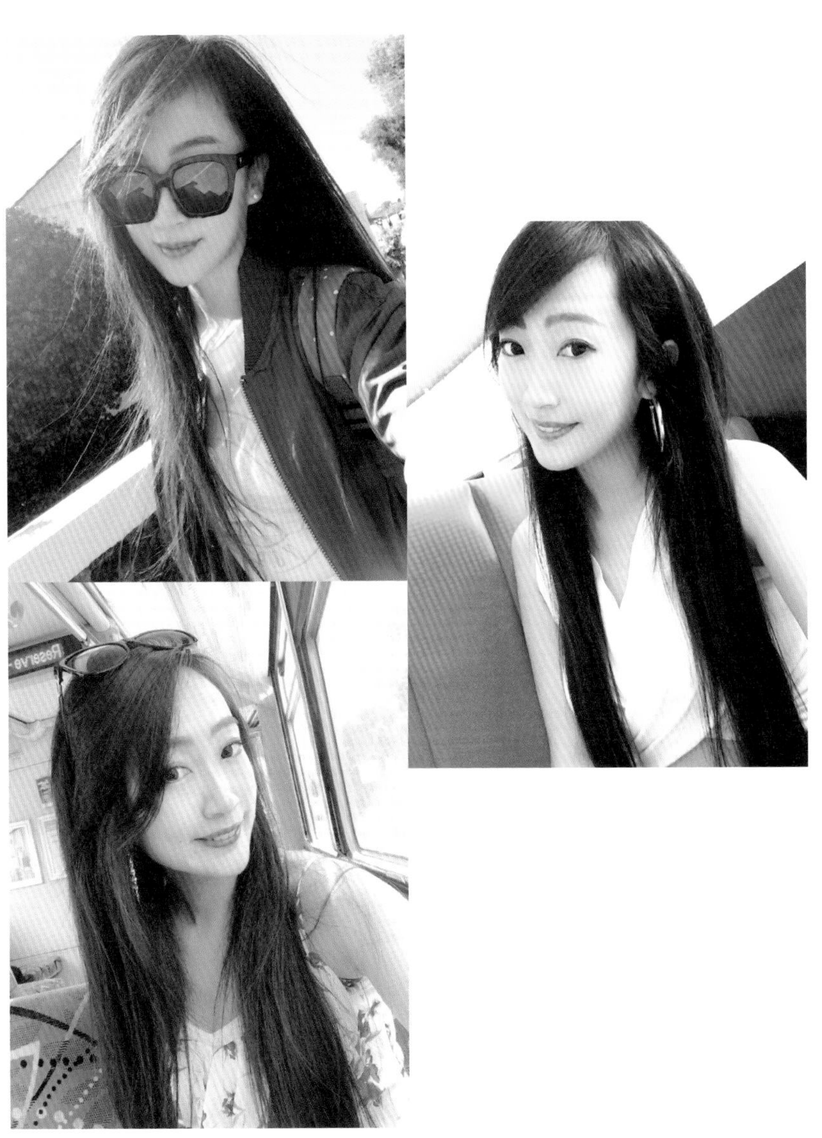

術後的周小姐如今變得更有自信，她拍照時終於不用再辛苦努力的「喬」角度了，不管什麼角度都上相好看！

Chapter

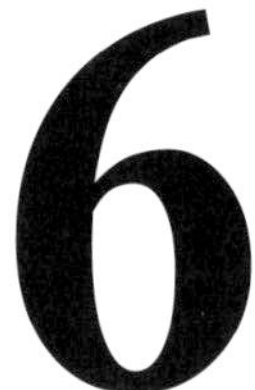

3D 列印下巴精雕術的優點與傳統手術的比較

3D 列印下巴精雕術使用最新的 3D 科技，包含醫療專用 3D 術前模擬、3D 電腦斷層掃描、3D 列印下顎骨等，一堆 3D 聽起來很炫，卻不是噱頭！所有的步驟都是為了精準的做出客製化的下巴線條。

3D 列印下巴精雕術的優點

漂亮自然

透過術前 3D 模擬，每個人都可以在術前「預覽」自己術後的樣子，再透過 3D 電腦斷層掃描資料與 3D 列印技術，令人工骨客製化雕刻達到非常接近模擬的結果，使得術後十分漂亮自然。

完全客製化

藉由3D列印下巴精雕術，每個人的植入物都是獨一無二專屬於自己的，貼合自己的骨架，配合自己原本的臉部線條，美麗加分卻不突兀。

手術時間短

在手術開始之前，你的下巴植入物已經大部分雕刻完成，術中只要稍做修正與植入即可，手術時間在1小時以內，感覺上像是小憩片刻就完成，術後恢復快，副作用極少。

傷口小

3D列印下巴精雕術使用術前雕刻人工骨材質且不打骨釘，所以能在不到2公分的口內小切口就完成，比起傳統人工骨要骨釘固定的手術方式大幅減少切口長度，術後傷口恢復快速，照顧簡單。

張醫師小教室

切口小的好處可能比一般人想像的多，除了恢復快之外，可減少感染發炎的機會，也可避免下顎肌肉受損過多導致外觀不正常的情形。

外觀無疤

手術傷口位於口腔黏膜，外觀完全沒有疤痕，不用換藥，不用拆線，腫脹消去後，大家都說變美變瘦了，但不一定知道做了下巴手術。

幾乎不會位移

使用 3D 列印技術與術前客製雕刻人工骨的關係，讓人工骨的內緣貼合下顎骨的曲面，加上人工骨的孔狀結構摩擦力增加，讓術後位移的可能性趨近於零。

不需要打骨釘

傳統人工骨手術，為了強迫固定人工骨，會打至少兩個骨釘在下顎骨上，但為了打骨釘，口內切口很大、增加下顎神經受傷的風險。3D 列印下巴精雕術不大會造成人工骨位移，因此也不需要打骨釘了，日後照 X 光也不會出現骨釘的亮點。

打骨釘

打骨釘口內切口很大，增加下顎神經受傷的風險。

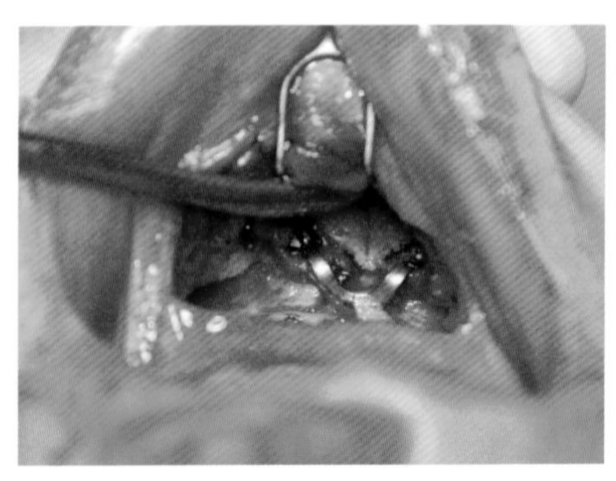

幾乎不傷神經

根據 3D 列印的下顎骨模型，醫師可以完全清楚下顎神經（Mental nerve）的位置，模型的設計與手術中放置模型都可以順利避開神經，加上不打骨釘，組織剝離範圍精準控制，幾乎不會傷到神經主幹。

可修正歪下巴

這是 3D 列印下巴精雕術優秀的地方，每個人都有不對稱的骨架，客製化人工骨模型可以減少不對稱的程度，也同時兼顧順暢自然的兩側線條。

為什麼我強調手工雕刻的重要，因為不論再好的術前設計，置入下巴模型後都會有不夠完美的地方，這時術中的精雕就成了滿意度的關鍵。

不對稱的雕刻

藉由下巴模型左右邊側不同大小的規劃，可以修正下巴偏一側的問題。

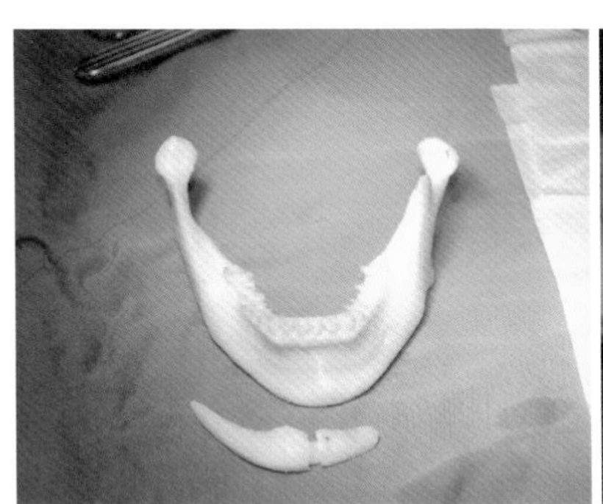

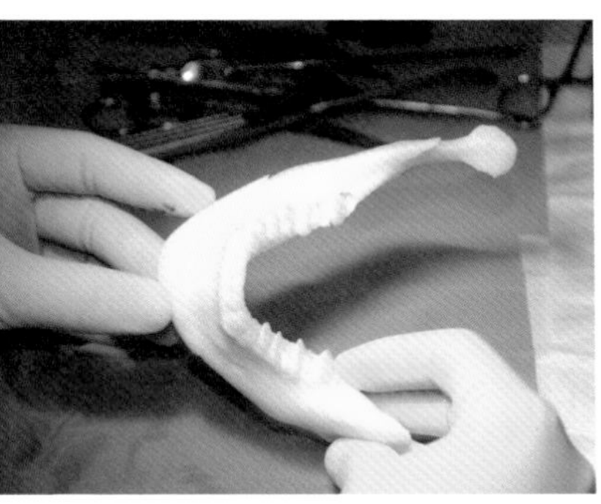

與傳統矽膠手術的比較

	3D 列印下巴精雕術	傳統矽膠墊下巴
使用材質	人工骨	矽膠或卡麥拉
術後外觀	自然漂亮	容易不自然（兩側易不順）
切口位置	口內	口內或口外皮膚
固定方式	自然貼合	用線或骨釘固定
移位機率	不會移位	有可能歪掉造成需重修的困擾
對骨骼的傷害	很少骨骼變形	常有壓凹骨骼下陷的現象
不對稱改善	可以	很困難

與傳統人工骨手術的比較

	3D 列印下巴精雕術	傳統人工骨墊下巴
使用材質	人工骨	人工骨
術後外觀	自然漂亮	常有過寬的外觀
切口位置	口內	外側皮膚或口內
切口大小	2 公分以內	往往需要 6 至 8 公分
手術時間	不到 1 小時	往往需要較長的時間
麻醉方式	舒眠麻醉	插管全身麻醉或舒眠麻醉
固定方式	自然貼合	打骨釘強迫固定
下顎神經受傷	幾乎不會	受傷機率較高
術後照顧	傷口小，照顧容易	傷口大，照護不易
重修難度	容易	非常困難（骨釘拆除困難）
不對稱改善	可以	很困難

Chapter

7 超級後縮下巴者的福音——雙層人工骨訂製下巴

緣起

我自從數年前精研 3D 列印下巴精雕術後，遇過各式各樣的下巴外形需求，其中不乏需要大幅改變下巴立體度的求診民眾，包括**下巴極度後縮**、和**希望下巴特別立體**兩種族群。遇到這種情形，一般的下巴植入物模型幾乎都無法達到需求。原廠 Medpor 人工骨模型最厚的厚度雖然可以達到 9 毫米（9mm）厚，有時仍然不夠用。因此我在整個 3D 列印下巴精雕術的基礎下，再次開發了雙層客製化人工骨的做法，順利解決了原廠人工骨厚度不夠的問題。

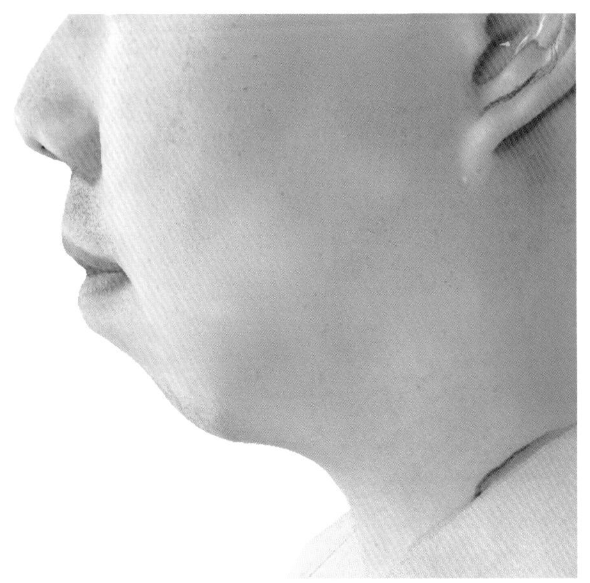

下巴嚴重後縮案例

極度後縮的下巴需要客製化的雙層人工骨，才能達到理想下巴線。

兩層？疊上去就好了嗎？沒那麼簡單！

在看診的時候，有時會看到其他醫師置入兩層矽膠模型來墊下巴的案例。之所以會放兩個矽膠模型，一定是因為一個不夠用的緣故。至於術後會來找我，原因幾乎都是外形不自然！這個結果並不意外，原本植入物模型的形狀就不是為了疊兩層設計的，硬要疊起來不但無法貼合，容易移位，整體術後外觀會更加的不自然，因為兩側的線條更不順了。至於人工骨材質也幾乎看不到雙層做法，因為如果要用骨釘來固定兩層人工骨，那勢必要用更長的骨釘、開更大的傷口才辦得到。那外形呢？很可能更加地腫大不好看。那到底怎麼做才能在同樣小切口下，用兩層人工骨來改善極度後縮的情況？答案是：**客製化雕刻雙層人工骨。**

兩層矽膠下巴造成位移

從電腦斷層掃描可看出，墊了兩層的矽膠下巴，因為無法貼合，造成移位，而這在外觀上就會造成不自然的線條。

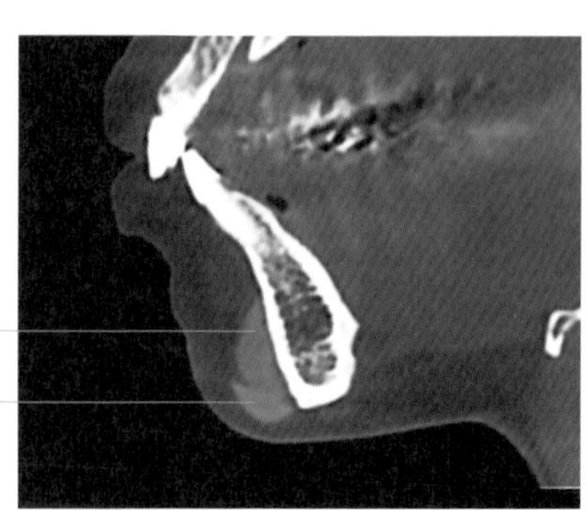

實際上怎麼做？

想像一下平常我們搭電梯的情形，如果有四個人要進電梯，是同時一起擠進去，還是一個一個人按順序走進去？我想大家都知道是後者，而且我們進電梯後通常大家會各自調整到舒適的位置。人工骨放置也是這樣，當一層人工骨放置時，是左右兩片依序放入，然後在裡面組合起來。如果放兩層的時候，也是先把第一層的左右兩片依序放入組合，然後再將第二層的左右兩片依序放入組合。如此一來，即使黏膜切口維持在 2 公分，還是可以置入雙層的人工骨。

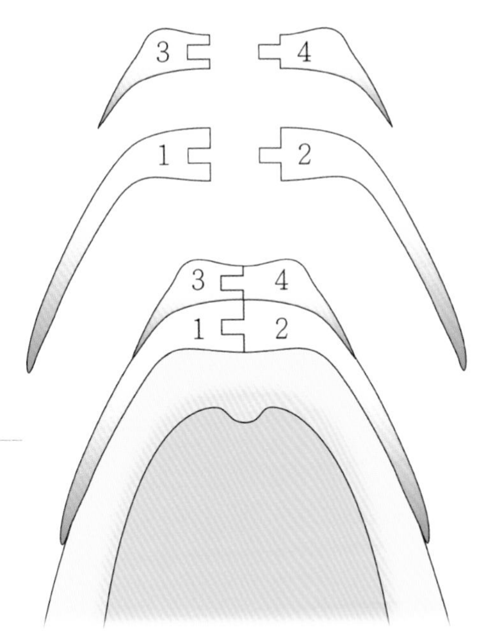

雙層人工骨訂製下巴

事先雕刻好雙層的人工骨，再依序放入 1→2 組合起來，接著放入 3→4 組合，如此就能達到小切口、貼合，又有一定的厚度。

雙層人工骨會不會滑動？

依照 3D 列印下巴精雕術的精隨，我們的雙層人工骨也不需要骨釘固定，重點是：手術之前，兩層人工骨的形狀已經完全客製化設計修改好了，術前已經確定會穩穩地貼合，手術中只是依序放入而已。這很像是在做樂高玩具積木的情形，我們不會擔心樂高積木會接不起來，或者接起來後鬆掉。人工骨也是一樣，每一層人工骨都客製化修改好，不但不會位移，兩層之間的接縫也是很順暢的，最後下巴的輪廓依然自然漂亮，看不出其實之前非常後縮。

重點還是客製化雕刻

這樣的雙層人工骨做法好處很多，但成功的關鍵還是相同，術前的客製化雕刻要很用心，花的時間其實比手術時間還要長。但只要心存一個信念：在最小的傷口、最短的手術時間內、為客人做最好的下巴，那術前仔細設計與雕琢所花的時間，都是值得的。

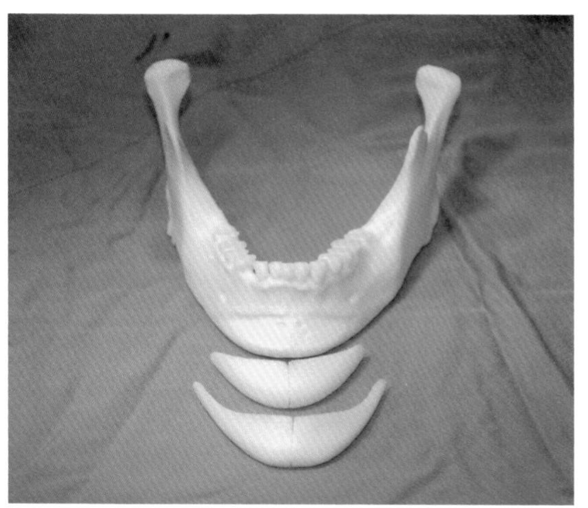

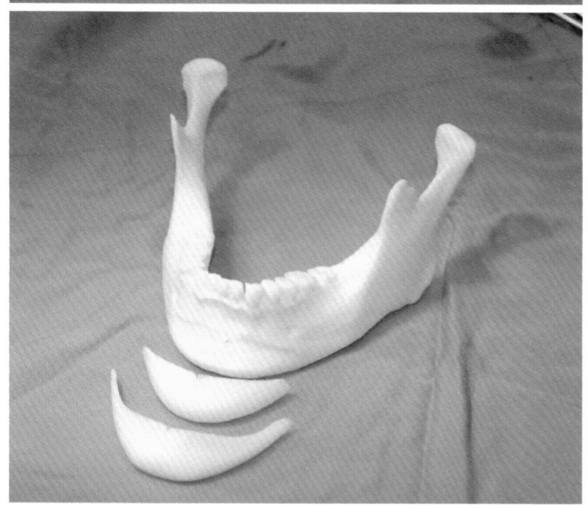

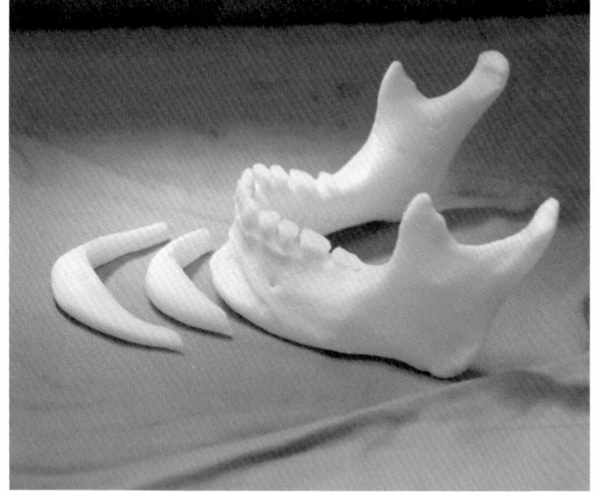

雙層人工骨

每一層人工骨都客製化，兩層之間的接縫很順暢，最後下巴的輪廓會很自然漂亮，看不出其實之前非常後縮。

個案分享

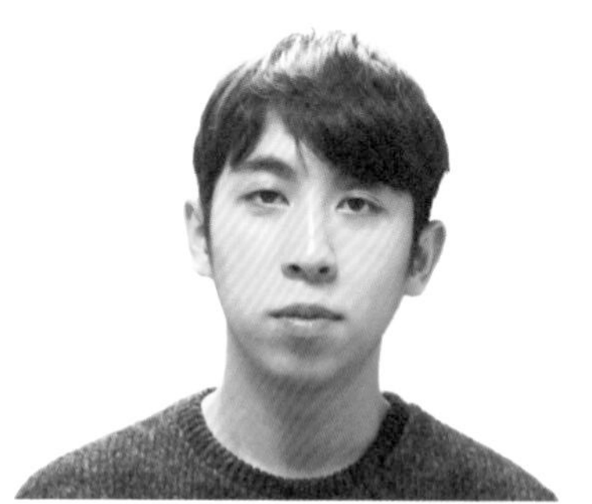

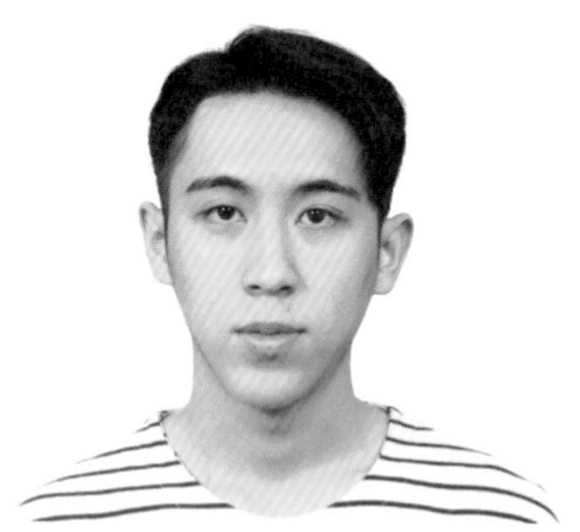

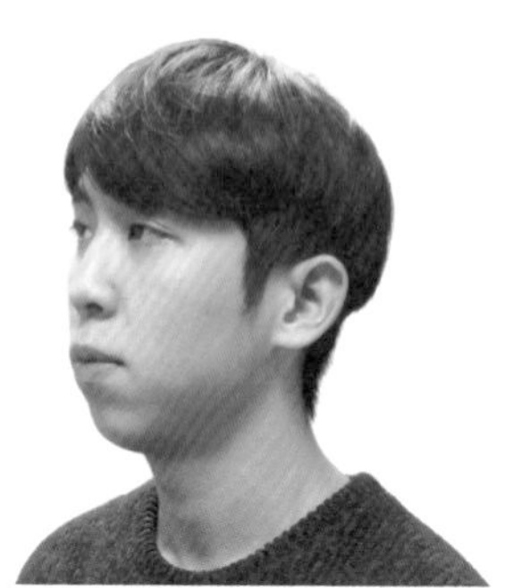

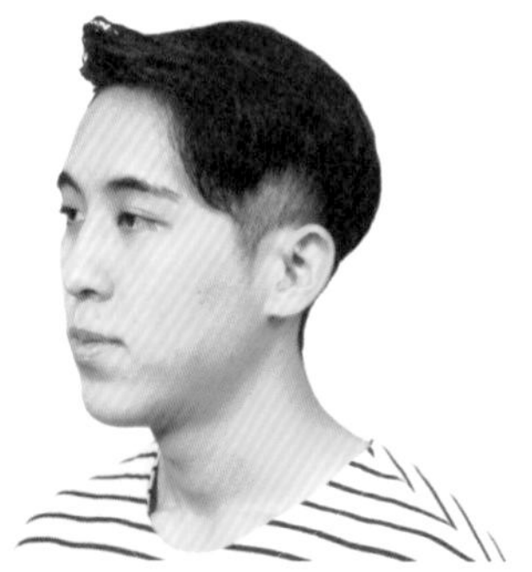

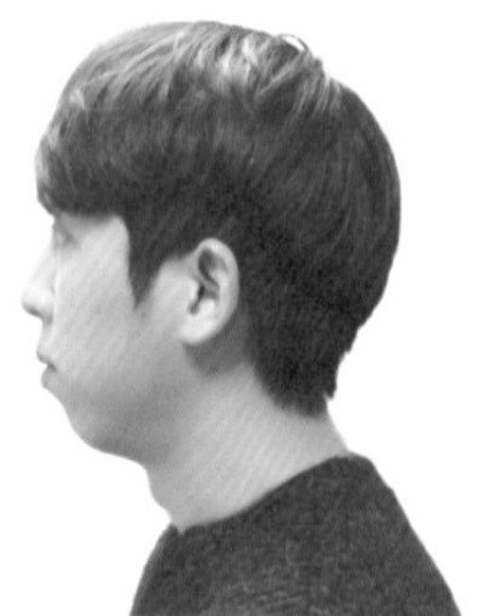

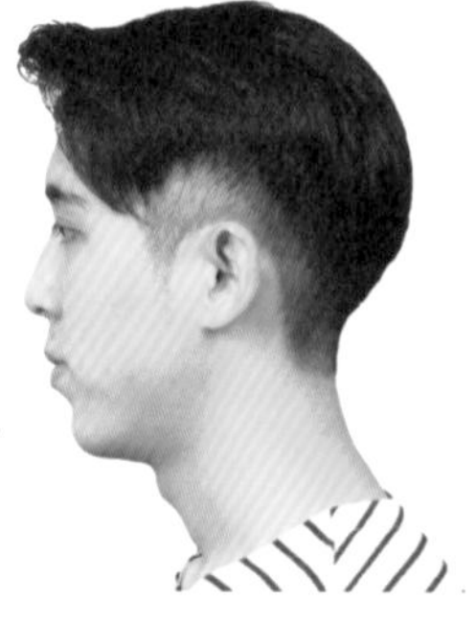

before

after

案例范先生是個業餘模特兒，但臉型相當吃虧，給人比較憨直的感覺，往往沒有辦法接到滿意的案子；我們可以看到他的下巴極度後縮，從側面看幾乎沒有下巴，嘴型也較凸，要做出男性比較陽剛感覺，就需要做到雙層的下巴，手術以兩層的人工骨植入，拉出下巴曲線，解決了范先生長期以來的嘴凸困擾。

從外形可以看出雙層的效果，整體下半臉線條柔順，相當自然，雙層的人工骨並不會顯得下巴過長或過多，反而是好看的男性下巴比例。

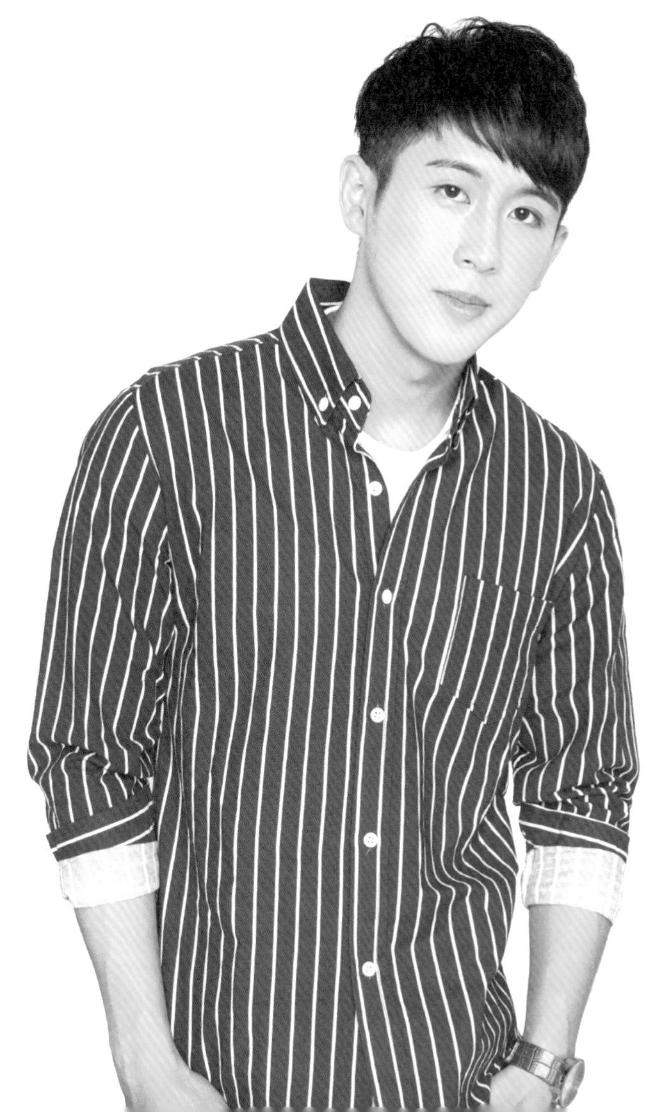

Chapter

8 其他輔助療程

肉毒桿菌放鬆下巴肌肉

肉毒桿菌素（Botulinum Toxin），是一種可以長時間放鬆肌肉、暫停肌肉收縮的藥物。在近二十年來肉毒桿菌素（以下簡稱肉毒桿菌）幾乎成為微整形的代名詞。在臉部減少皺紋方面功效顯著，副作用又少，因此非常受歡迎。許多人會定期打肉毒桿菌改善抬頭紋、皺眉紋以及魚尾紋，維持臉部的凍齡感。

下巴皮膚是一個容易被忽略的部位。下巴肌肉隨著下嘴唇的動作而不斷的收縮，當肌肉收縮時，會造成皮膚各式各樣的皺褶，也會改變下巴整體的線條。長期下來，下巴皮膚就會粗糙充滿皺紋。許多人在抬頭紋、皺眉紋及魚尾紋等方面都保養得很好，卻在下巴皮膚洩漏出年齡的訊息，相當可惜。因此建議下巴肌肉發達的人要定期施打肉毒桿菌。

另外，近年來下巴施打玻尿酸、微晶瓷、自體脂肪的情形很多。前面文章提到這些注射填充物其實都是打進下巴肌肉中，會讓肌肉整體的體積增大，皮膚的皺褶以及形狀的扭曲都會增加，但打進去容易，想取出卻不容易。這種情況也可更加建議定期用肉毒桿菌來放鬆肌肉，讓下巴皮膚以及下巴線條更平順漂亮。

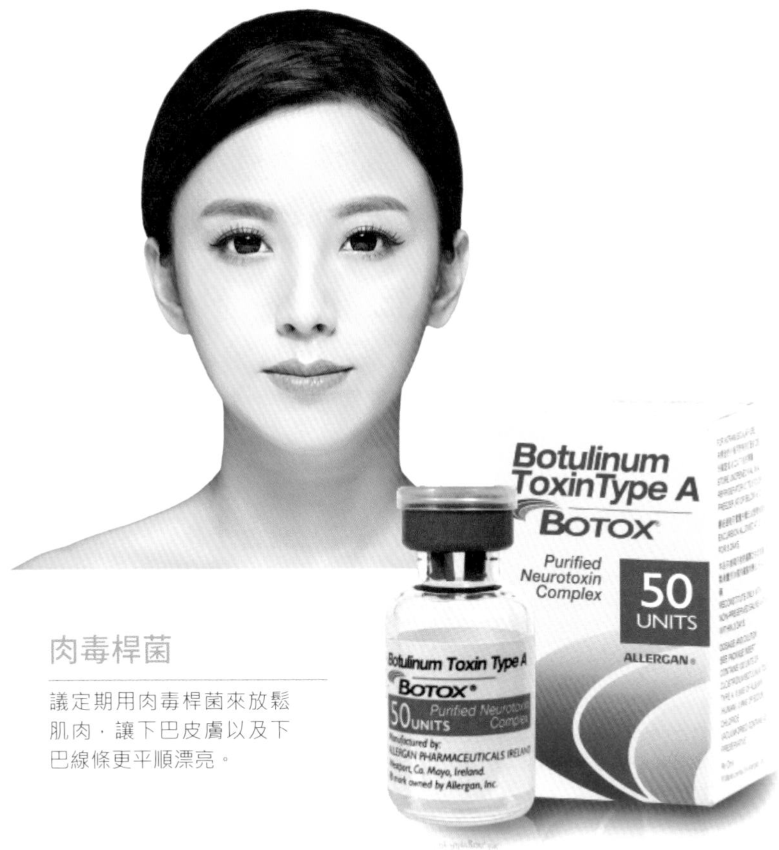

肉毒桿菌

議定期用肉毒桿菌來放鬆肌肉，讓下巴皮膚以及下巴線條更平順漂亮。

肉毒桿菌瘦小臉

肉毒桿菌放鬆肌肉的特性，還可以用來修飾整體臉型。許多人希望臉型是「瓜子臉」，卻受到下顎骨角偏寬的影響而變成「國字臉」，這時候就可以利用肉毒桿菌放鬆下顎骨角處的咀嚼肌，讓咀嚼肌局部萎縮，來達到修飾臉型的效果。由於肉毒桿菌作用時間是三至六個月，一般會建議用療程的方式來做治療。療程設計基本上是每三個月施打一次，一年打四次，確保肌肉在一年內都「動彈不得」，這麼一來，部分肌肉纖維會永久性萎縮，臉型也就會有永久性的修正。

雖然肉毒桿菌瘦小臉效果不錯又不用手術，但要真的效果好還是有祕訣的，其中肉毒桿菌的品牌、稀釋的方式（與擴散範圍有關）、施打的精確位置和層次、醫師的經驗等都有影響。療程方面的時間安排也很重要，如果每次施打的時間間隔超過三個月許多，那會讓肌肉有喘息復原的機會，想達成永久性效果就很難。

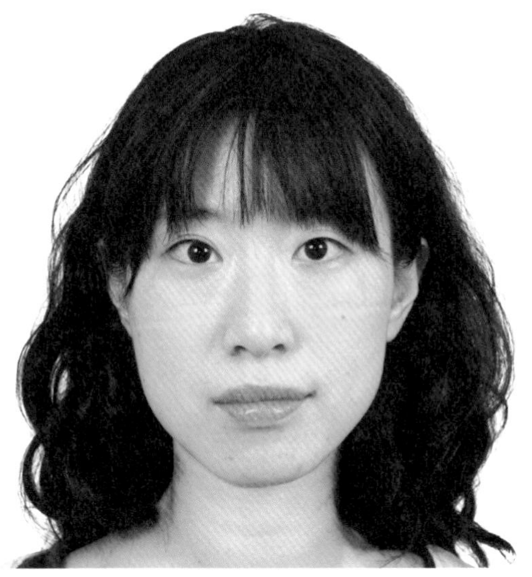

before

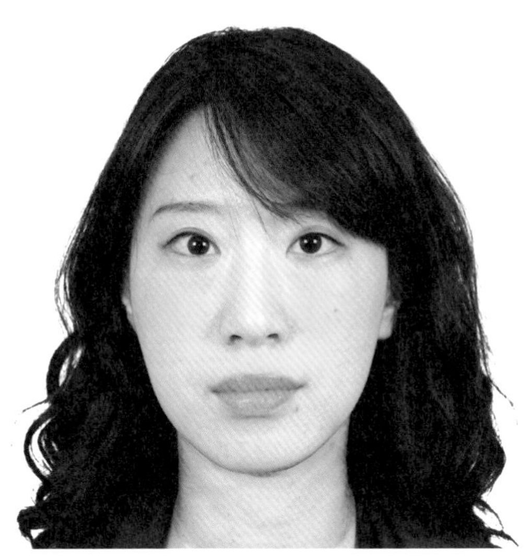

after

利用肉毒桿菌注射使臉頰
兩側咀嚼肌萎縮，而達到
修飾臉型的效果。

雙下巴抽脂

我們的下顎下方處很容易堆積脂肪，從正面如果看得到鼓起來的脂肪，就形成雙下巴。雙下巴總是讓人恨得牙癢癢的，因為它和「胖」幾乎畫上等號。有雙下巴的時候，就算下巴骨架沒問題也不會好看，想要解決這個問題就要靠抽脂了。下巴抽脂對於雙下巴線條的改善是永久性的，因為脂肪細胞被直接抽離這個部位，但到底能改善到什麼程度卻因人而異，雙下巴有時候是脂肪多，也有時候是下顎骨架小造成軟組織往下擠壓。而且脂肪也不可能抽到一點都不剩，否則會造成血腫、凹凸不平等後遺症。因此詳細的術前評估以及效果評估是很重要的。3D 術前模擬系統可以協助客人在術前就了解大約可以改善的程度。

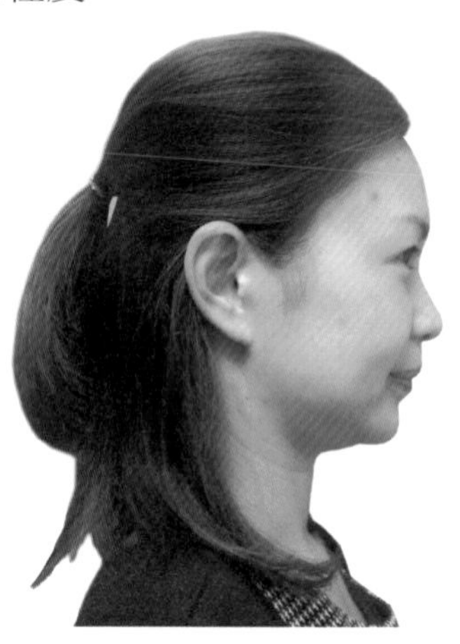

before

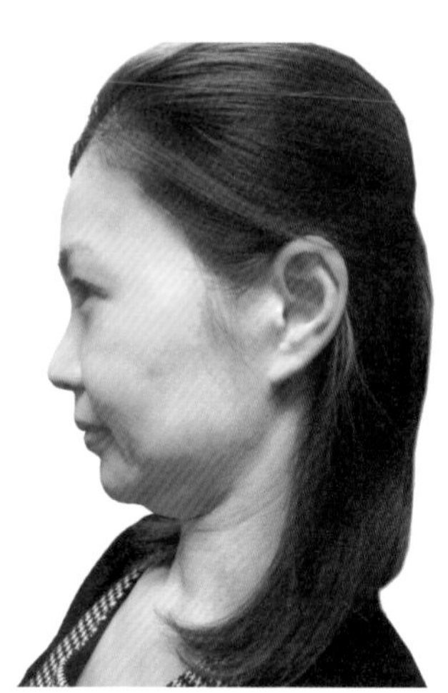

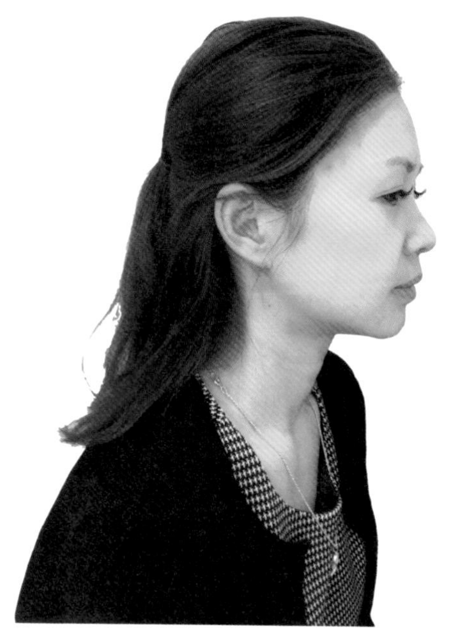

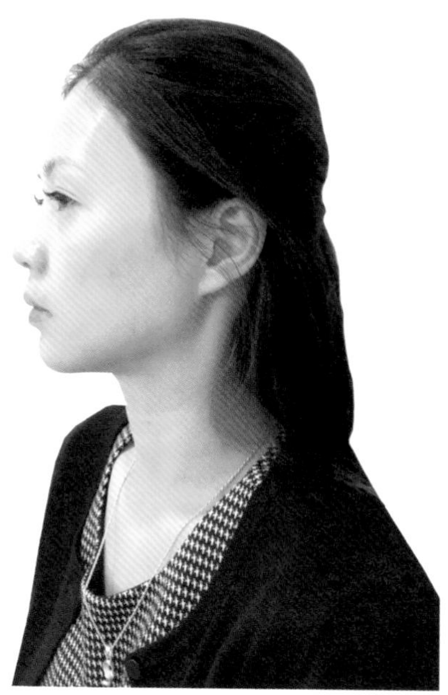

after

抽脂不但能改善雙下巴
問題，連下顎側面的骨
客線條都更立體了。

口內取脂

　　臉頰看起來胖的原因有很多，想要改善必須對症下藥。臉頰中央部位的深層有一個脂肪墊，或稱頰脂墊　（buccal fat pad），它的範圍滿大的。要減少頰脂墊的體積必須從口內的黏膜切口進行，無法用臉頰抽脂的方式。這個脂肪墊的特點是形成很獨立的一團脂肪，邊界清楚，因此口內切口可以小於頰脂墊的大小，以我的經驗來說，約一公分的切口就可以拿取大部分的頰脂墊。不過頰脂墊最好不要全部取出，要搭配臉部線條來斟酌取出的量，拿取過多會造成臉頰凹陷不自然，拿太少效果不明顯，這有賴醫師的臨床經驗。

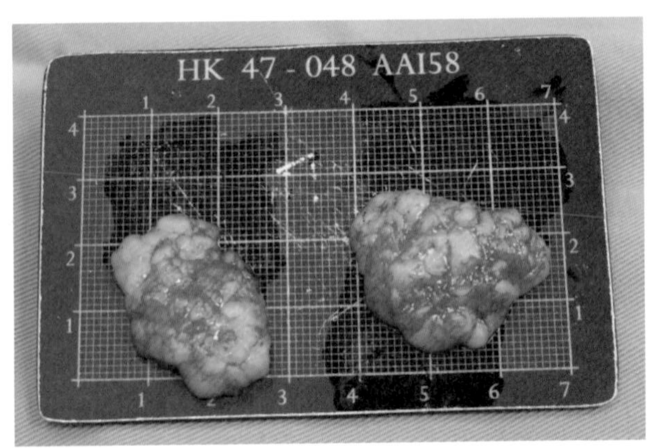

口內取脂

臉頰中央部位的深層有一個脂肪墊，或稱頰脂墊（buccal fat pad）。

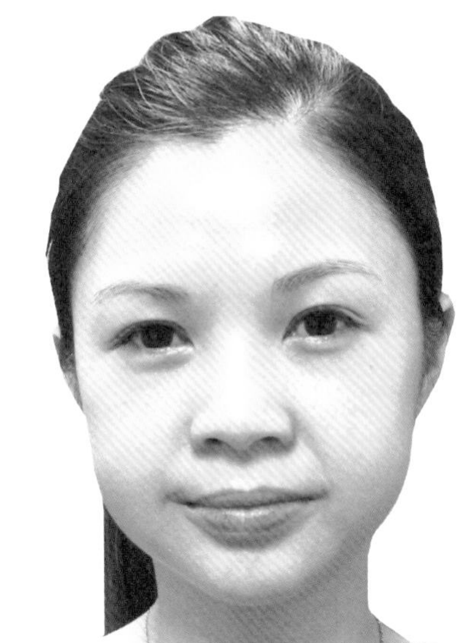

口內取脂術前

頰脂墊最好不要全部取出，
要搭配臉部線條酌量取出。

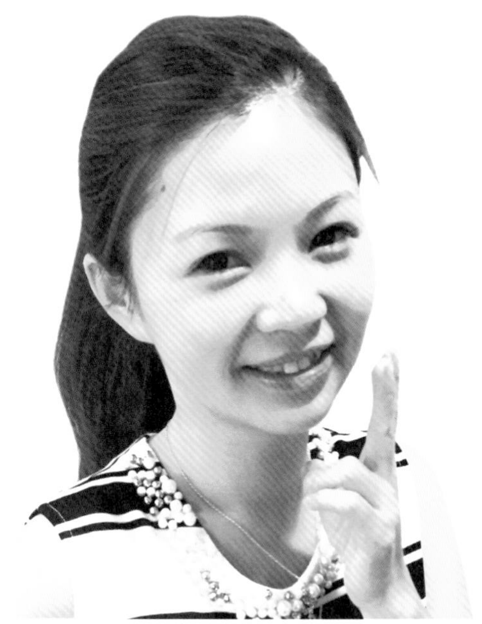

口內取脂術後

拉提線

使用羽毛線、倒鉤線、鈴鐺線等可吸收線材來拉提下垂的臉部線條成為顯學。以往大家聽到要拉皮手術就逃之夭夭，電波音波拉皮對於局部下垂效果沒有那麼顯著，這時線材拉提的好處就出現了。臉頰下垂也會影響整體下巴線條，很多人其實下巴不缺，但因兩頰下垂，臉型就變成方形不好看，外加下顎線條不順暢，這時候就應該先拉提臉部。

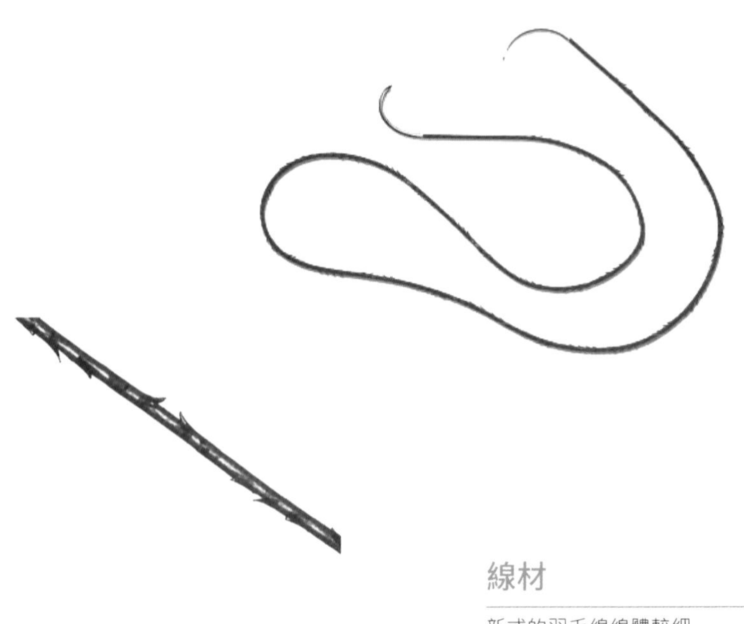

線材

新式的羽毛線線體較細、且鉤饋有特殊角度分布呈螺旋狀，因此較為牢固，線體可被人體吸收。

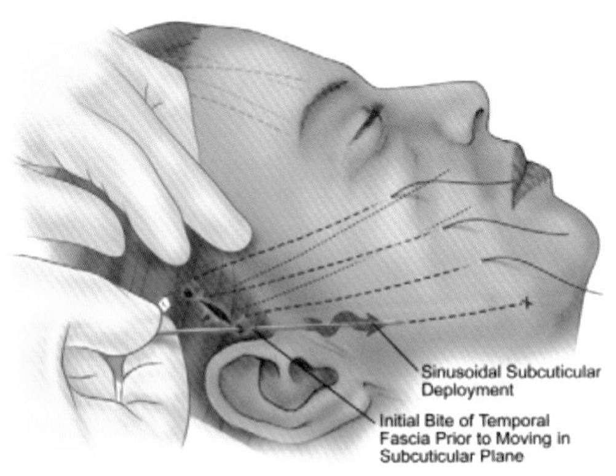

埋線示意圖

倒鉤式縫線，用來拉提鬆弛的臉部，同時能讓膠原蛋白增生，增加周圍皮膚彈力與緊緻。

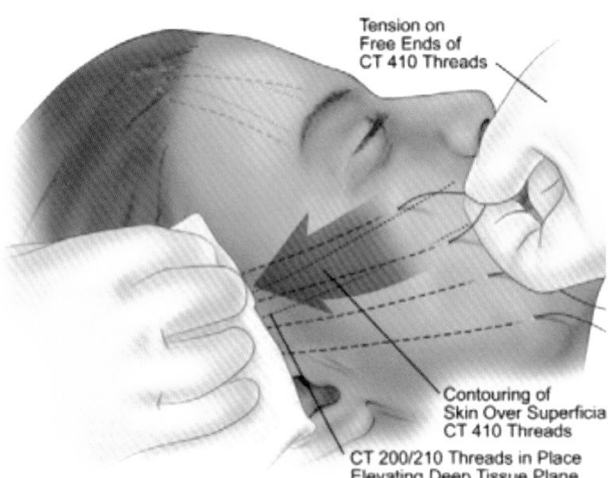

埋線術前術後

國外案例顯示，術後五個月中下臉、頸部鬆弛明顯改善，包含細紋紋路也一併淡化。

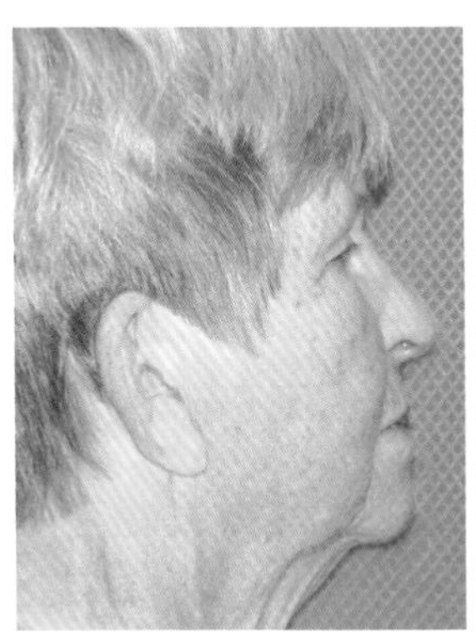

before

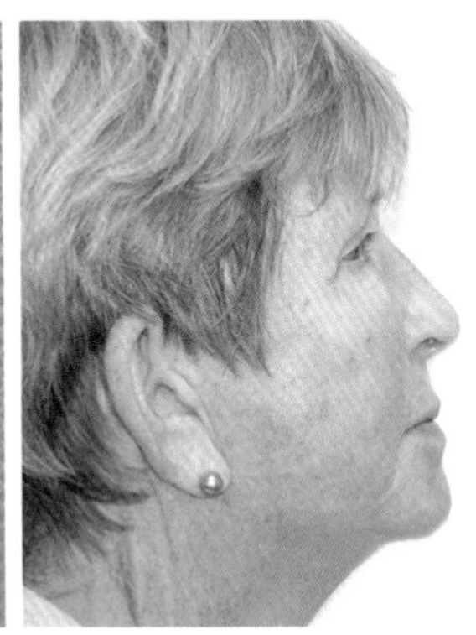

after

消脂針

消脂針又稱溶脂針，是利用一種可以分解脂肪細胞的藥劑，對於不太適合用抽脂的方式來處理的部位進行注射，比方說嘴邊肉部位。嘴邊肉底下有很多神經肌肉，用抽脂的方式比較危險，萬一神經肌肉受損造成嘴歪就得不償失了。消脂針注射後隔天會明顯腫脹，之後再慢慢消腫，因此打消脂針要注意時間的安排。另外每一次注射後消去的脂肪不會太多，可以分成數次慢慢調整。

以我的個人經驗來說，雙下巴抽脂的效果比消脂針要來得好，如果比較想快速減少脂肪比例，建議做抽脂手術。

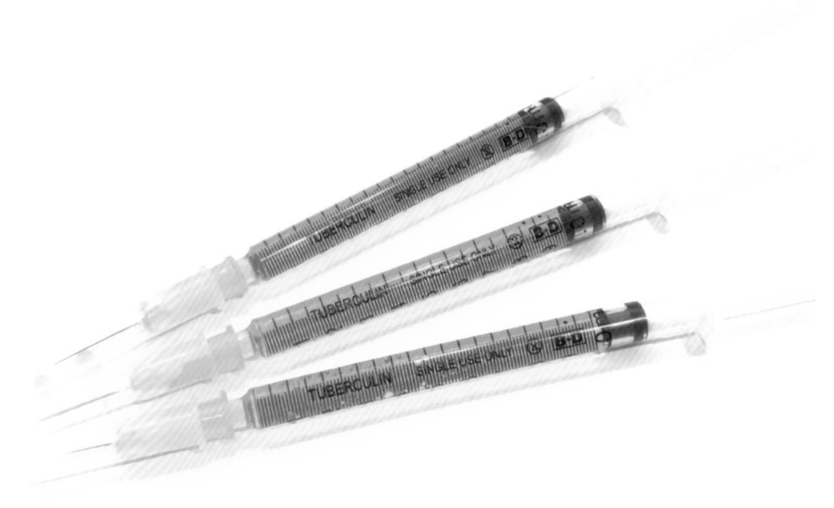

自體脂肪注射

這裡要再次強調，下巴尖部位不建議注射自體脂肪，原因前面也有說。那哪些部位適合使用自體脂肪調整線條呢？臉頰凹陷、太陽穴、額頭、蘋果肌等大面積柔軟部位比較適合使用自體脂肪，另外，有些小凹陷是下巴模型沒有涵蓋的地方，比方下唇下方的凹溝，就可以用少量的自體脂肪來修補。總之，沒有一個治療是萬用的，必須由專業醫師好好評估計畫。

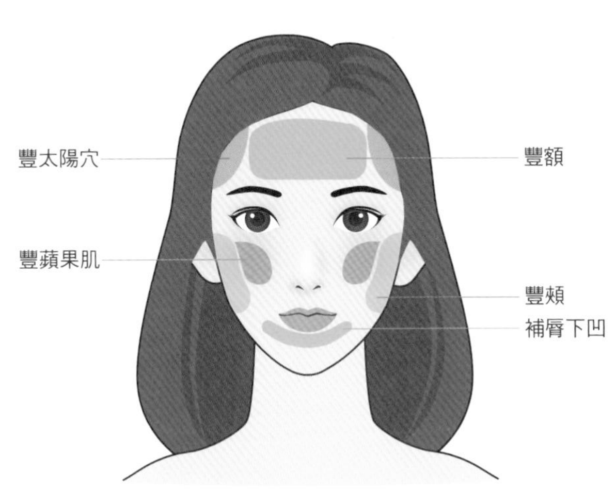

自體脂肪注射

臉頰凹陷、太陽穴、額頭、蘋果肌等大面積柔軟部位比較適合使用自體脂肪。

玻尿酸注射

在我的想法中，玻尿酸最好的特點，是能夠修補一些淺層的凹陷，比方法令紋、木偶紋等。玻尿酸的缺點是注射後會漸漸減少，但又會殘留一些，另一個特點是注射初期比較容易往周邊流動。如注射玻尿酸在一直動的部位，比方法令紋，術後一周要回診檢查玻尿酸有沒有跑掉，如果有移位要按摩推回來。

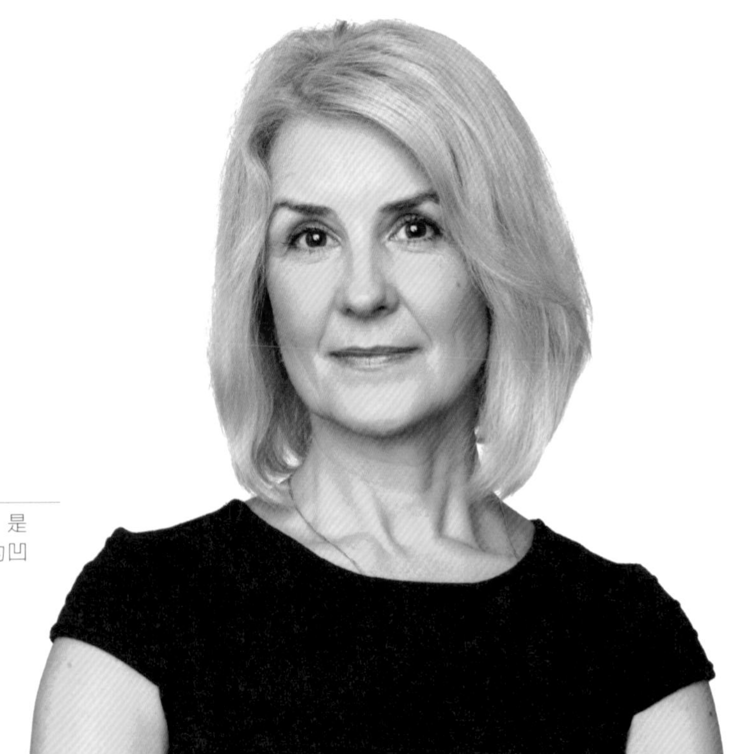

細溝形法令紋

玻尿酸最好的特點，是能夠修補一些淺層的凹陷。

局部骨骼研磨修正

我們的下顎骨並不是平整光滑的，而是充滿高高低低的隆起小丘，有時候下顎骨隆凸處造成下巴外觀方形，或者因為下巴不對稱造成某一邊太偏外側，又沒辦法用植入物來修飾線條，那就只能將這個隆凸磨掉一些。這裡要強調的是，磨骨不是削骨，骨髓並不會露出來，因此出血很少。磨骨也可以從墊下巴的小傷口處理，對於客製化雕塑下巴線條的過程來說，有時候是神來一筆。

下巴不對稱

下巴長寬不對稱，需要磨骨。

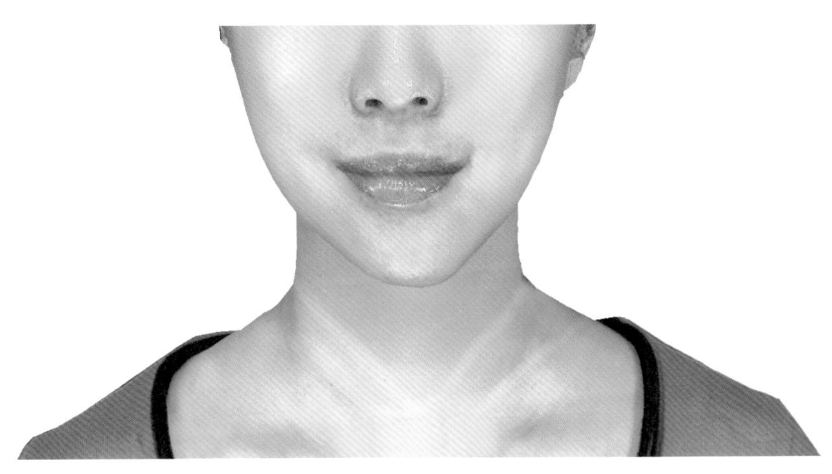

鼻整形

鼻子和下巴很像，都是臉部比較立體的部位，如果整個臉形好看，但鼻子不夠立體，會感到少了一點什麼。常常有人問我，要不要等隆鼻後，再來依照鼻子的立體度調整下巴？我的看法是，下巴的立體度以及線條主要是參考整個臉型，包含顴骨以及下顎骨的走向都會影響下巴的設計，中軸線的立體度只是參考的其中一環而已，真的要比較立體度的話，鼻子本身是可以偏立體一點的。但反過來說，如果下巴過度立體，而鼻子很平，看起來就怪怪的。

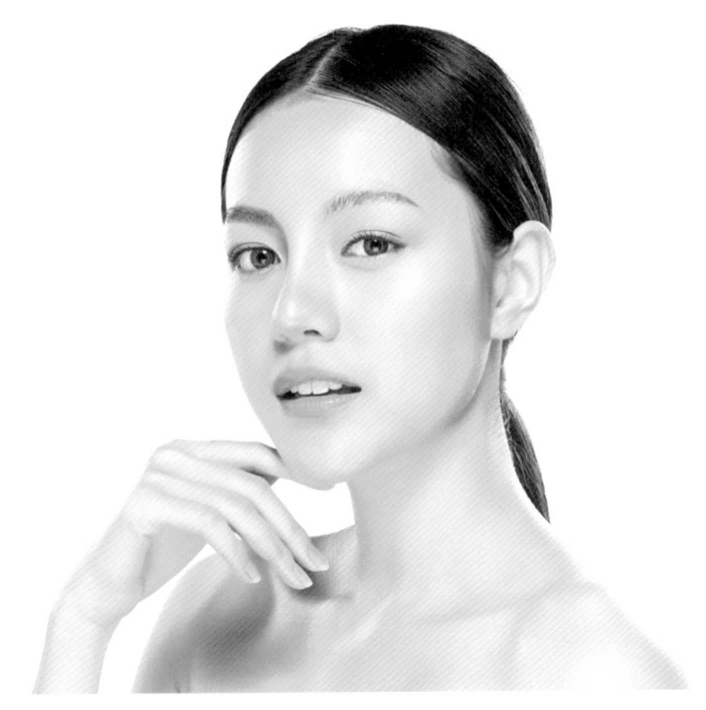

before

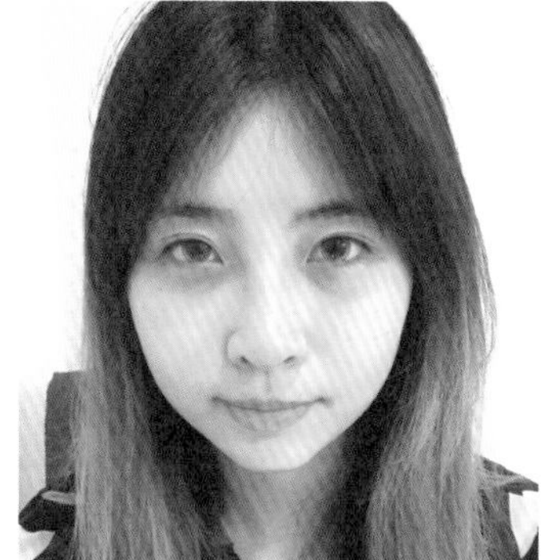

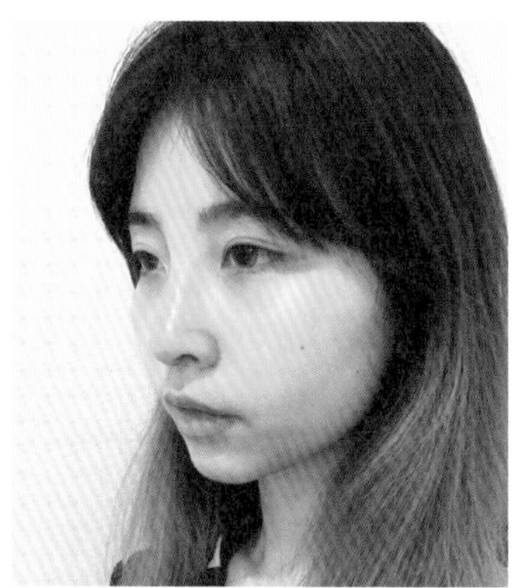

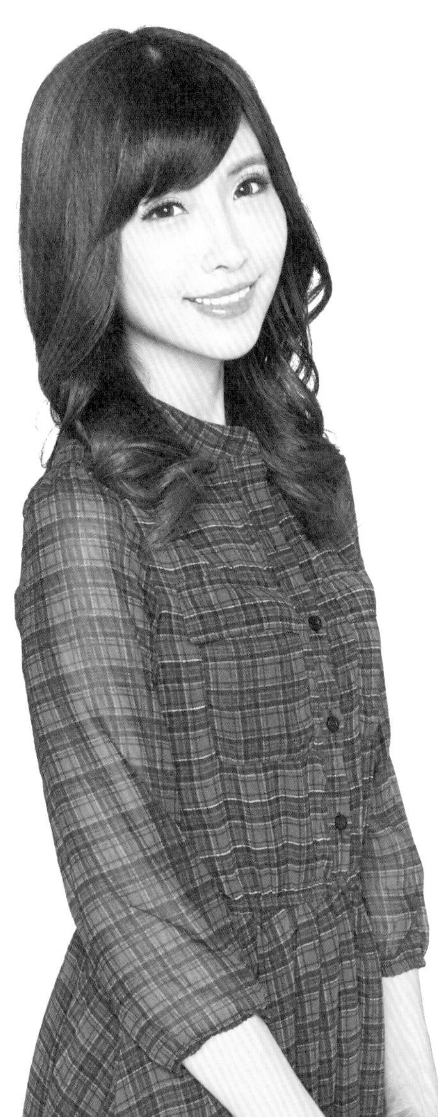

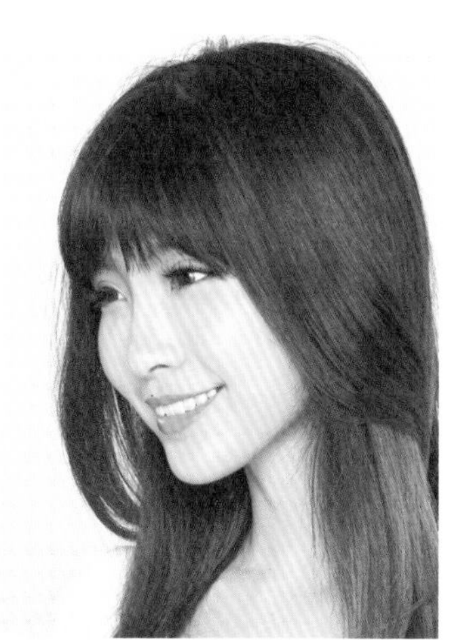

after

鼻子、下巴都有變立體，看起來就加分很多。

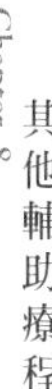

鼻溝槽手術

在鼻翼兩側的部位常常有凹陷的狀況，這個部位稱作鼻溝槽，也有人稱它鼻基底。這裡的凹陷是由於我們的表情動作不斷擠壓，軟組織的流失，外加上方軟組織下壓的結果。在上顎突出的人臉上更加的明顯，鼻溝槽凹陷會有看起來比較老的感覺。這個部位的改善比較複雜，會建議淺層與深層都做治療比較容易有自然明顯的效果，深層治療是使用類似 Gortex 的植入物來墊高鼻溝槽，但不能墊太高，不然容易形成鼓起的線條。淺層可以用玻尿酸或自體脂肪來補充流失的軟組織，但要小心玻尿酸或自體脂肪因動作被擠壓到外側造成反效果。

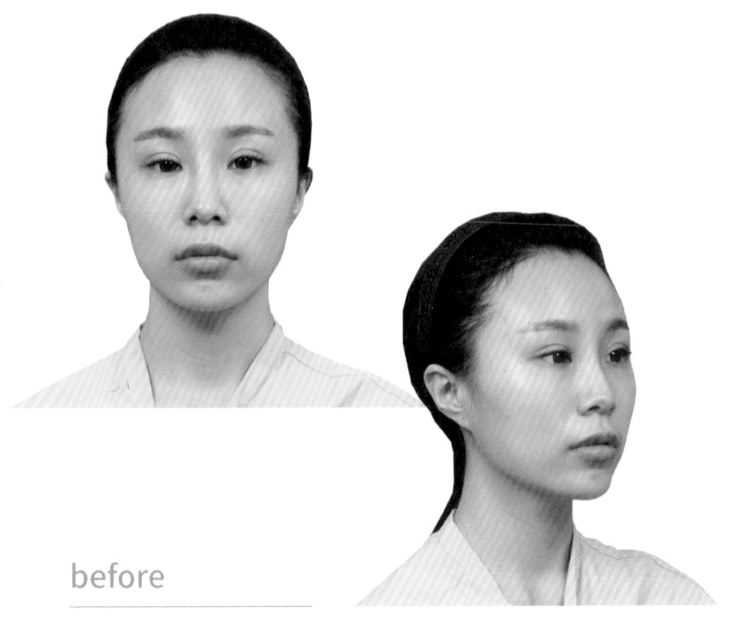

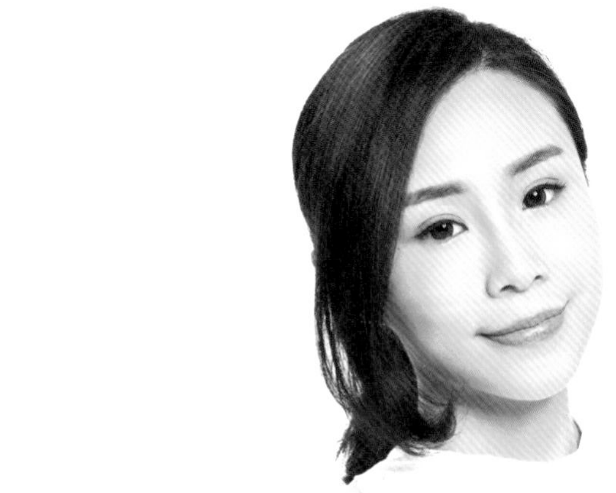

after

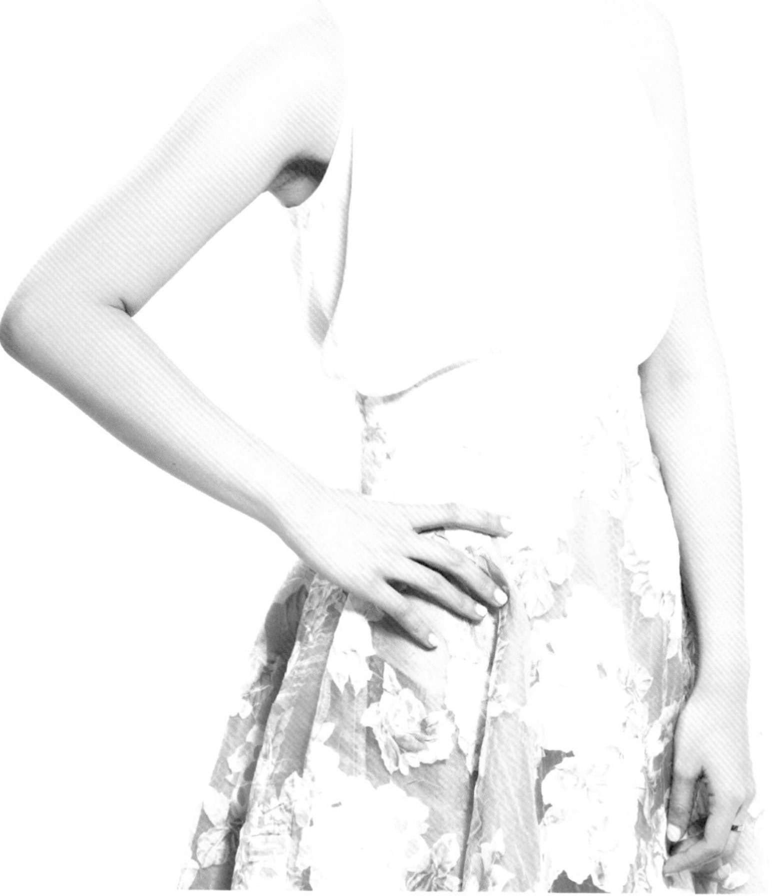

削骨手術

對於顴骨或是下顎骨角太寬的人來說，大概只有削骨才能徹底改善臉型。我們看下巴的線條的時候通常會全臉的弧線都看到，顴骨或下顎骨太寬（如果連打肉毒桿菌都沒用）的話，不論下巴線條修得多漂亮，整體臉型還是不會好看。當然削骨是比較大的手術，手術時間較長、失血量較多、麻醉深度也深，建議這一類的手術一定要給經驗豐富的醫師以及在安全設備較多的醫療院所進行。

需要削骨的案例

顴骨或下顎骨太寬的話，不論下巴線條修得多漂亮，整體臉型還是不會好看。

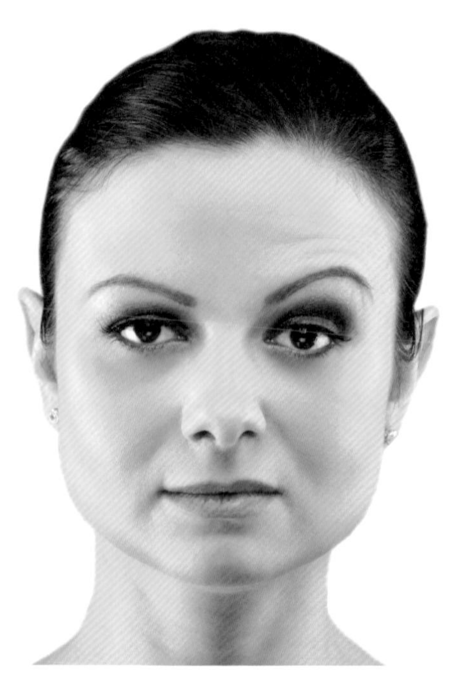

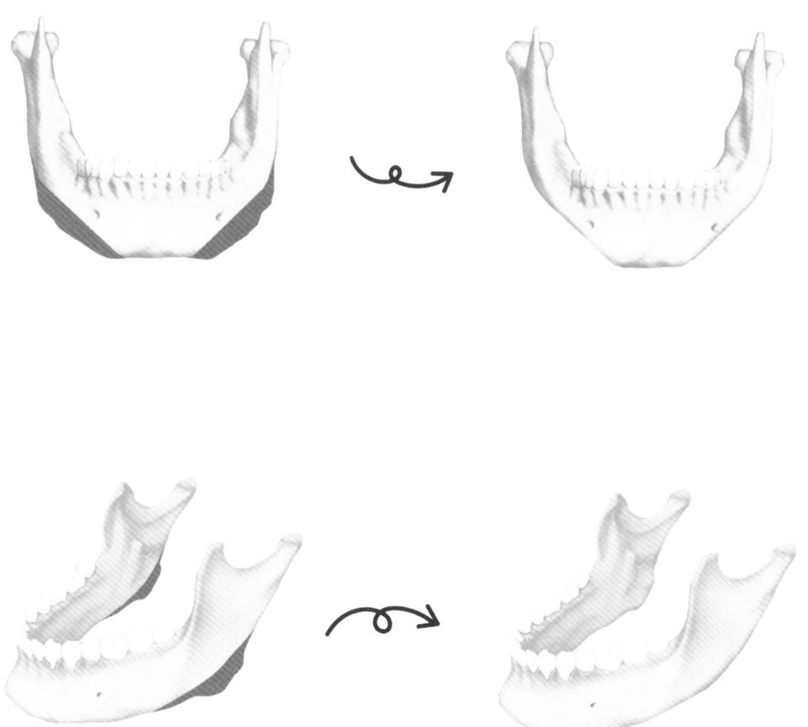

削骨示意圖

削骨手術是直接將過寬、過大的下顎角切除，手術風險相對也較高。

正顎手術

我們的頭顱骨形狀是固定的，除了下顎骨藉由顳顎關節可以做咬合的動作之外，其他頭部骨骼都不會動，偏偏我們的臉部外形八成以上是由骨骼形狀決定，因此有時候只有更改骨骼本身線條才能有更好的面貌。方才提到的削骨手術是其中一種，另一種就是正顎手術。正顎手術可以徹底改變上下顎位置，如果嘴巴過凸、整個下巴歪斜過大、嚴重厚道等情況，往往只有正顎手術才能大幅度改善。正顎手術和削骨手術同樣是比較大的手術，而且術後還需要矯正牙齒一段時間，許多人可能因此卻步。但是正顎手術能改變的程度往往是其他治療方式無法達到，因此和正顎醫師仔細的溝通是非常非常重要的。

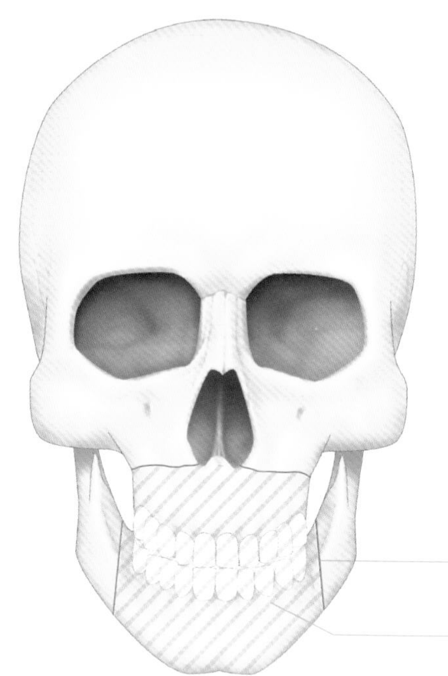

正顎手術

正顎手術上下顎移動範圍如圖所示，由於能改變上下顎的位置，因此能大幅改變嘴凸、厚道、歪斜等臉型問題。

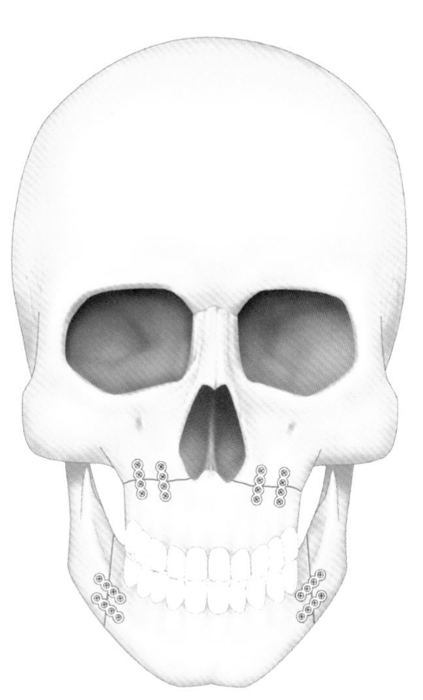

Chapter

9 下巴重修手術

什麼情況下下巴需要重修手術?

我想，不論是客人或醫師，沒有人喜歡重複進手術房開刀處理同一個部位的。已經進行過下巴手術後還願意進手術房，絕大多數是因為外形不滿意。至於什麼樣的外形不滿意，那就有很多情形了。包含了下列情況：

線條不自然

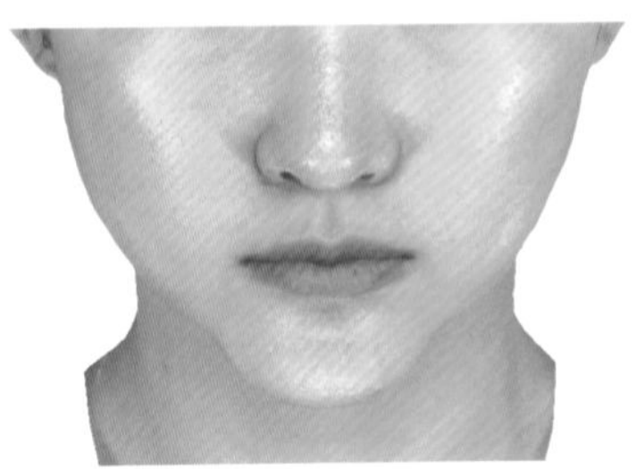

明顯不對稱

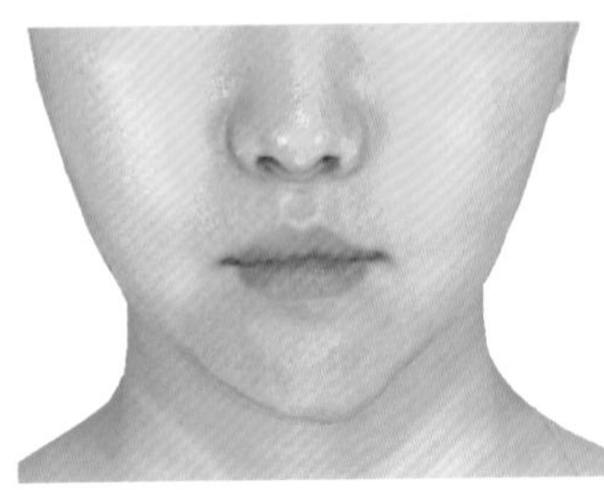

模型墊在不適當的部位

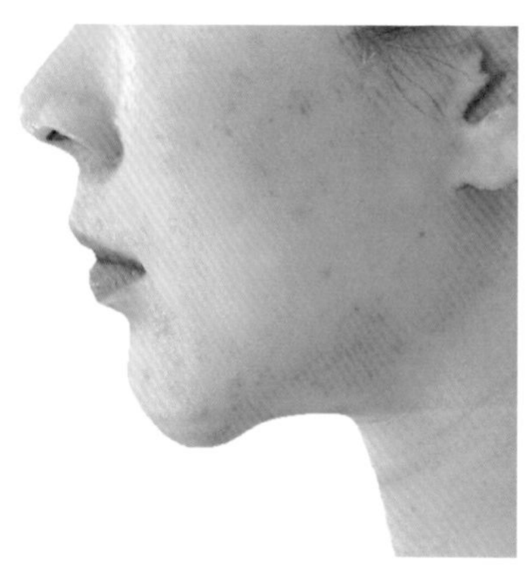

改善太少

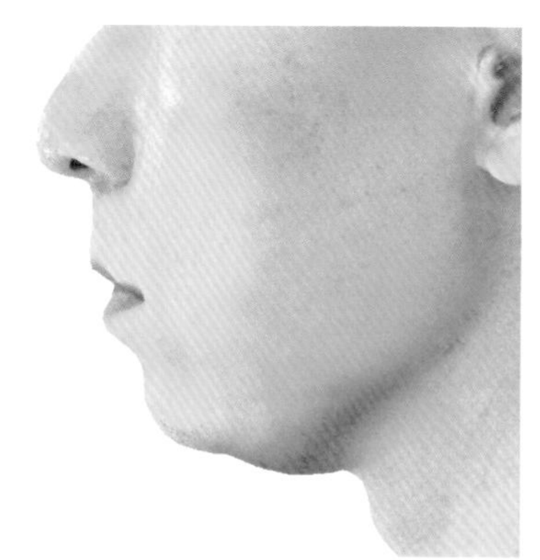

改善太少，下巴後縮較多的案例，只墊一層的效果有限。

改善太多

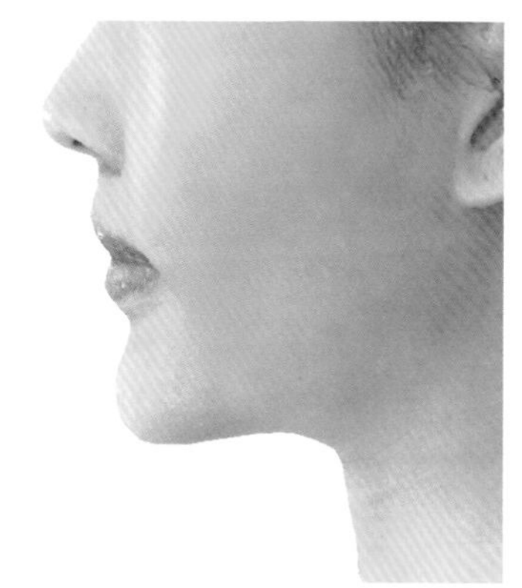

墊太多，正面、側面都會顯得比例過長。

- 外形不是自己想要的風格
- 其他外形修改的想法

以 3D 列印下巴精雕術來說，詳盡的術前溝通模擬、術前客製化雕刻等流程，都是為了增加滿意度、增加自然度、減少模型狀況而設計的，因此我的手術客人術後想再重修的情形不多。反倒是有很多不是我手術的客人想找我重修，而理由不外乎是上述那些情況。

另外有些情形不是外觀問題，卻也要進手術室的情形，包括：

- 矽膠模型壓迫骨骼造成骨骼嚴重凹陷，有可能影響牙根系統時。
- 手術部位發炎感染且藥物治療無效，必須將模型取出時。
- 手術後外觀沒有問題，但術後怎麼樣都看不習慣。
- 手術後外觀沒有問題，但術後才發現無法適應有植入物在體內。

矽膠模型壓迫骨頭

重修患者起初以為只是單純下巴走位，但經過 3D 電腦斷層掃描後，才發現之前手術放的矽膠假體竟然將下顎骨壓凹！

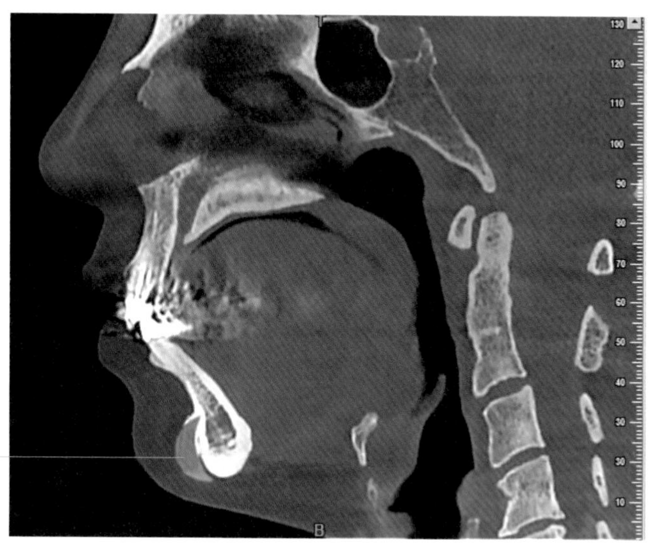

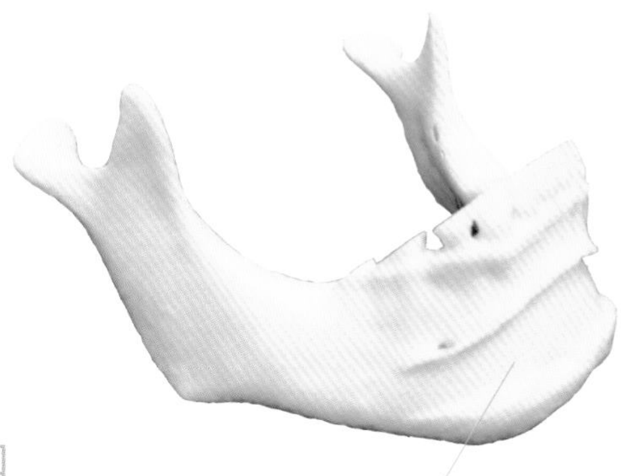

下顎骨被矽膠模型壓凹

實際將 3D 電腦斷層掃描影像，3D 列印出來後，可發現骨骼明顯凹陷。

重修手術的優缺點

不管任何身體部位，反覆的手術都會增加併發症發生的機會，因此重修手術的術前評估就更加的重要。首先必須徹底了解組織內部的狀況，包含植入物的位置與大小、骨骼狀況、之前有沒有注射填充物。這時候，電腦斷層掃描就非常重要，因為光從皮膚表面檢查，沒有辦法得知植入物的厚度與骨骼的狀況，可能因此做出錯誤的判斷。

3D 列印下巴精雕術的整個流程，對於重修手術來說更加的適合。因為大家都希望能確實改善外觀問題，那客製化的植入物來取代原本的模型就更加重要了。不過有一個原則值得提醒，「重修後外觀的進步要明顯」，如果重修後只差一點點，那就要慎重考慮要不要重新調整。當然值不值得為了更好的外觀來做重修手術是很個人的，有人覺得只要能再加分，就算只有改變一點點也值得進開刀房，有人會覺得不值得，這都是術前要溝通清楚的。

就算重修手術後，有沒有可能還要再重修？

當然還是有可能！坦白說，即使醫師手藝再好，經過一次手術甚至還包含多次醫美療程處置後的下巴，組織中往往包含大量疤痕，這些疤痕會讓重修手術後的外觀結果充滿變數。以我的經驗來說，第一次下巴手術就交由我來執行的話，術後滿意度很高。如果是他人手術後讓我重修，術後滿意度就不像第一次給我做手術的人那麼高，有時候我就必須安排第三次手術。所以說，整形手術最好一次就做到好，不要抱著先便宜做，不滿意再找高手重修，重修的組織條件往往沒有第一次那麼好，滿意度自然會下降。

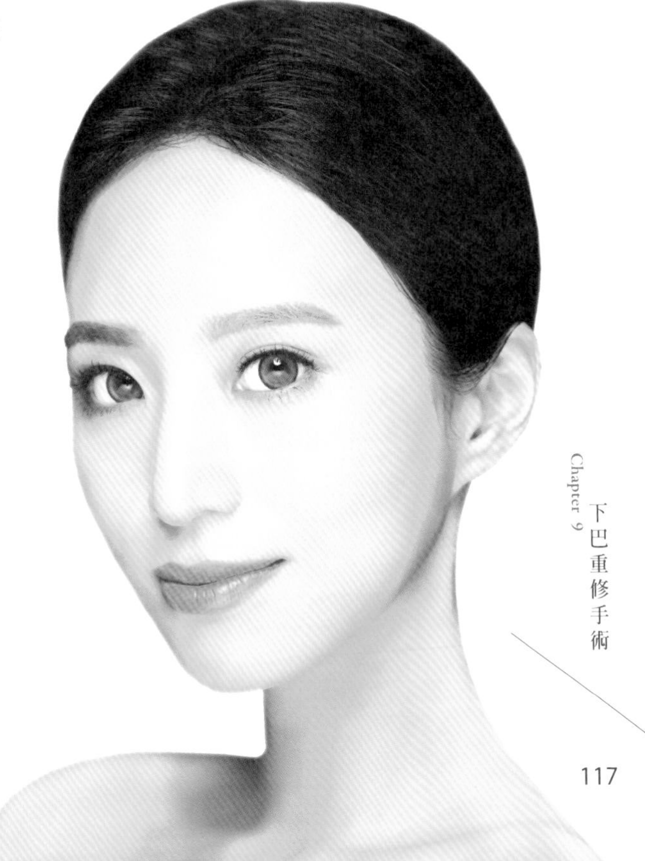

Chapter

10 給新手的建議

第一次就要做到最好

我專攻在下巴這個領域多年，看過許許多多不盡理想的下巴改造案例，很多人面臨下巴手術的選擇時，會因為價格因素選擇手術方式或手術醫師，想說萬一結果不好看的話，那重修就好了，重修不好看就再重修或換醫師。我在門診甚至看過重修過五次以上的案例。如此一來，軟組織堆積了許多因為重修而產生的內部疤痕組織，後面的醫師就算再厲害，也不可能把下巴軟組織還原成原來柔軟的狀態，也就更沒辦法做出柔順好看的線條了。所以說第一次就要做到最好，慎選醫師，仔細溝通，珍惜自己的軟組織健康。這個道理在各個整形部位都適用，重複隆鼻，重複隆乳，重修抽脂，多次重修效果往往不如第一次仔細做好來的漂亮。整形和買東西不一樣，買東西不滿意可以更換，壞了可以修，修不好可以買新的，但是自己的身體只有一個，組織受傷一定會留下永久性的變化。

不要過度施打填充物

如同剛才說的，我們的軟組織很珍貴，如果可以的話不要太傷害它。施打玻尿酸、微晶瓷、膠原蛋白等填充物雖然很方便，但這些填充物都是打在軟組織中，造成「肉變多的感覺」而不是「骨架修正的感覺」。隨著施打的量及次數愈多，軟組織中膨脹、殘留的量就愈多，到最後一定是一坨坨肉不自然的外觀，這時候想要藉由手術調整骨架效果就不好了。長遠來說，當年紀大軟組織鬆垮時，這些膨脹的軟組織就會下垂得很誇張，同樣的，這時手術也很難處理這種下垂的情況。我的建議是，下巴這個部位如果想用玻尿酸先試試外形改變的樣子沒關係，如果已經確定要改變外形，換成手術客製化調整骨架線條，結果會比較自然而持久。

過度施打填充物案例

施打玻尿酸、微晶瓷、膠原蛋白等填充物，隨著施打的量及次數愈多，軟組織中膨脹、殘留的量就愈多，到最後一定是一坨坨肉不自然的外觀。

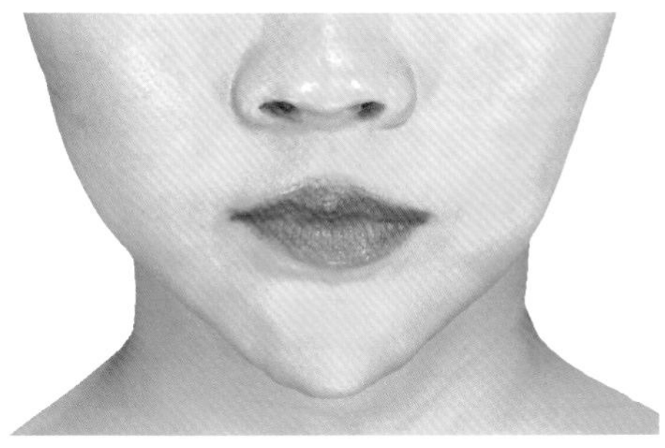

絕對不要在下巴尖注射自體脂肪

這和上一點道理是相同的。自體脂肪是用來修飾軟組織的厚度和曲線，對於臉頰、太陽穴、蘋果肌等大範圍的軟組織有不錯的效果，而且副作用不多。但如果是補在下巴尖，自體脂肪幾乎都是打在肌肉內，肌肉血液循環很好，自體脂肪存活率高，整個肌肉就像健身過一樣肥大，不但外形容易一坨坨的不平整，而且當嘴脣有動作時（說話、笑、吃東西），下巴皮膚會扭動得特別厲害。這種情況一旦發生，同樣無法用手術來矯正，只能定期在下巴肌肉部位注射肉毒桿菌減少肌肉的動作。自體脂肪注射容易，抽出很困難，基本上是不可能，不能不慎重啊。

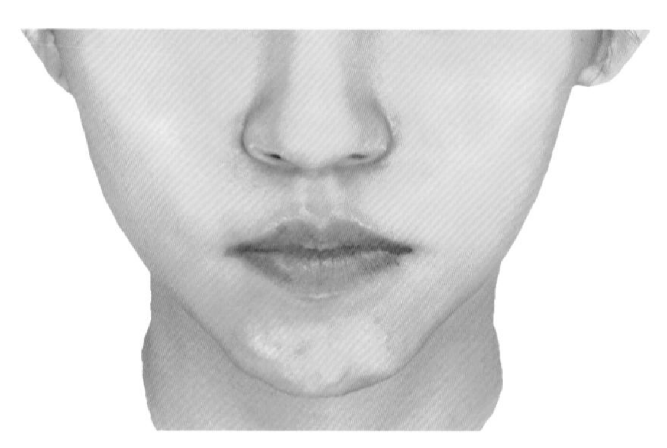

注射過自體脂肪的
肌肉凹凸不平明顯

不需要追求完全對稱

我做了那麼多的 3D 列印下巴精雕術，看過相當多的頭部電腦斷層掃描，我可以很大膽地說，沒有人的頭顱骨是完全左右對稱的。上至顴骨，下至下顎骨，甚至鼻腔由裡到外通通都不是對稱的。可是我們平常看別人的臉通常不會注意到不對稱，這代表我們本能上很能接受別人五官或臉型不對稱。既然那麼多地方不對稱，那麼想要完全對稱就是不合理，也不可能達到。我們客製化調整下巴骨架時，會去「改善」不對稱，但區區下巴的調整，怎麼可能讓全臉都對稱呢？由於下巴歪斜的程度往往比臉部其他地方多，因此能夠針對下巴不對稱做改善，就已經比傳統手術好很多了。

這張臉仔細看可以發現不對稱的地方，但不影響整體的美。

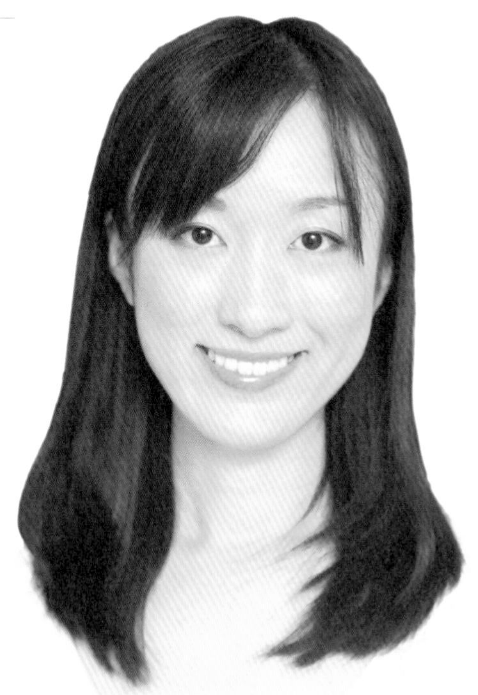

Chapter

11

張醫師診間常見問題

Q: 好看的下巴有什麼條件?

A:

只要符合自己的臉部線條、比例好、立體度夠、沒有明顯歪斜，基本上都是好看的下巴。

Q: 什麼樣風格的下巴適合我?

A:

風格屬於個人喜好，相當主觀，在自然的線條前提下，許多風格都是好看的。至於喜不喜歡，應該請醫師模擬術後的下巴，會更有具體的感受。

Q: 我喜歡的明星的下巴適合我嗎?

A:

我們喜歡的往往是明星的整張臉，覺得他們整張臉好看所以下巴也好看。然而我們每個人的臉部骨架比例都不同，如果喜歡的明星與自己臉型不同，那他的下巴裝在自己臉上不會好看。

Q: 現在流行的尖下巴適合我嗎?

A:

下巴線條要好看，首先必須符合自然的原則，如果偏向天生不會出現的尖線條，或許會比較不耐看，到時候又必須手術重新調整。然而，同一個部位不建議進行太多次手術。

Q: 符合網路上所說的「黃金比例」，就一定會漂亮嗎?

A:

美是很主觀的，美不會有「黃金比例」，它是個有趣的統計話題，但其中存在許多在整形上不合理的狀況，因此不需要去執著甚至迷信黃金比例。

Q: 我有骨性暴牙，可不可以用墊下巴來改善?

A:

墊下巴在視覺上確實可以減少暴牙的感覺。下顎骨的形狀到了成人階段已經固定，即使是利用矯正牙齒的方式，能改善的也有限，只有正顎手術能大幅移動顎骨及牙齒的位置。至於到底是需要下巴手術還是正顎手術，建議與專業醫師討論後再決定。

Q: 我的下巴是歪的，可以用墊下巴改善嗎?

A:

如果下巴歪合併有後縮等情況，可以用 3D 列印下巴精雕術客製化特色，來改善歪斜。如果嚴重的歪斜且沒有後縮等問題，有可能要考慮正顎手術矯正。

Q: 矯正牙齒還能同時墊下巴嗎?

A:

可以的，有經驗的醫師會將矯正計畫納入下巴外形設計中，藉由 3D 術前模擬可了解最終可能呈現的外觀。手術切口與牙套有距離，並不會互相影響。

Q: 隆鼻和墊下巴哪個要先做?

A:

下巴外觀對照的是全臉線條，因此可以先做也可後做，不會受鼻子線條影響。如果整體外觀想要很立體，建議告知醫師個人規劃，可以達到最理想下巴外觀。

Q: 我想做下巴，但看過有人做得很不自然，會不會發生在我身上?

A:

以往傳統下巴手術比較修飾不到兩側的線條，因此線條就會怪怪的。對照列印的下顎骨客製化的下巴植入物會比較自然好看。

Q: 下巴手術有沒有保固期? 植體需要幾年後更換或取出嗎?

A:

下巴手術是將植體放置在骨骼表面，基本上不用取出。以整形項目來說，雙眼皮、隆乳等項目較容易隨著年齡增加而有外觀的變化，但下巴手術是屬於外觀比較穩定的項目，通常也不需更換。

Q: 我很害怕手術，很多人用玻尿酸注射也可以增加下巴立體度，我可以用玻尿酸來取代手術嗎?

A:

玻尿酸是打在軟組織中，手術室調整骨骼的線條，兩種質感不同，手術的效果會比較穩定自然。

Q: 我想反覆注射玻尿酸，直到我不想再打針了再一口氣改成手術，這樣想可以嗎?

A:

玻尿酸每次打都會有部分殘留，且不易取出，長期打玻尿酸往往會在下巴尖形成浮腫的外觀，講話或有表情時下巴肌肉會動作很大，年紀大了還會下垂，這些是手術墊下巴比較少發生的狀況，所以不建議反覆注射玻尿酸在下巴尖。

Q: 玻尿酸會完全被人體吸收嗎?

A:

每次注射都會有殘留，長期累積下來更是會大大影響外觀，要特別注意。

Q: 玻尿酸不是有分解酶可以分解掉嗎？不論打多少玻尿酸，手術前分解掉就好了不是嗎？

A:

分解 也無法完全分解掉注射後的玻尿酸，且注射愈多次、時間愈久，分解 的效果愈差。

Q: 醫生能不能在手術時順便刮除玻尿酸？

A:

注射殘留的玻尿酸通常分布在軟組織肌肉中，很難完全清除，比較靠近骨膜的部分的玻尿酸比較容易刮除，越靠近皮膚越難刮除。

Q: 自體脂肪適不適合拿來補下巴？

A:

自體脂肪在臉部存活率很高，但注入下巴會導致許多問題，包括：外觀一坨一坨塊狀感不自然、下巴肌肉皺褶動作變大、無法分離取出難以修改線條；因此並不建議用這種方式。

Q: 下巴植入物有哪些材質？哪種最好？

A: 矽膠、膨體（類似 Gore-Tex）、矽膠膨體複合型（卡麥拉）、人工骨（Medpor）都有人使用。我認為客製化的 Medpor 人工骨最適合來修飾下巴線條。

Q: 聽說矽膠會壓迫骨骼導致骨骼變形，其他材質會嗎？

A: 根據我多年執行下巴手術的經驗，只要有不均匀壓迫骨骼的力量，或多或少都會導致骨骼表面線條改變，甚至連注射玻尿酸都會。在植體中，矽膠壓迫骨骼導致變形的情況較嚴重，人工骨則較輕微。

Q: 人工骨會不會容易導致發炎？

A: 組織會長入人工骨的孔洞中，因此人工骨在下巴這個部位的發炎機率是很低的，所以人工骨廣泛被用來做為重建的材質。

Q: 為什麼要做術前雕刻?

A:

術前雕刻最重要的精神是量身訂做，術前沒有時間壓力，可以對照列印出來的骨骼線條仔細的去核對形狀是否符合需求、服貼雕刻可防止位移並免除打骨釘的困擾、預先避開神經減少神經傷害，還可以縮短手術的麻醉時間。

Q: 3D 術前模擬準確嗎?

A:

3D 術前模擬是重要的討論依據，除了了解每個人想要的外觀之外，更重要的是醫師能照著模擬的外觀「訂製」出真正好看的下巴。因此整形醫師調整模擬的功力以及製作模型和手術的功力，會影響模擬的準確度。

Q: 萬一術後外觀和術前模擬不同怎麼辦？能二次手術嗎？

A:

以我的經驗，可以達到八到九成的相似度。但畢竟模擬的感覺和看鏡子的感覺還是有點不同，更重要的是醫師有再次調整的能力與意願。3D 列印下巴精雕術不打骨釘，重修基本上是沒問題的。

Q: 電腦斷層掃描是必要的嗎？

A:

電腦斷層掃描可以獲得很多資料，包括骨骼形狀、神經位置、先前的治療等，是量身訂製時不可或缺的環節，3D 列印下顎骨也是根據電腦斷層資料來製作的。

Q: 電腦斷層掃描輻射量會不會很高？

A:

影像醫學的進步讓目前電腦斷層掃描的輻射劑量都降低非常多，一次性的斷層掃描接受的輻射量非常少。相較於對治療的好處，可以不用太擔心。

Q: 放入下巴的植入物是 3D 列印的嗎?

A:

不是，植入物是手工雕刻後的人工骨，3D 列印是列印下顎骨供比對雕刻用。

Q: 手術前要注意什麼?

A:

避免在面部做各種醫美或手術療程、睡眠充足、術前 8 小時禁食。

Q: 這種手術要全身麻醉嗎? 還是可以用局部麻醉?

A:

建議採靜脈注射麻醉（俗稱舒眠麻醉），由於術中需要仔細剝離組織，附近的大神經會比較敏感，若局部麻醉打過多，會腫脹影響手術判斷。

Q: 麻醉風險高嗎?

A: 有豐富經驗的醫師在做下巴手術時的時間短、出血少，因此麻醉藥的劑量很少，安全性很高。

Q: 手術時間多久?

A: 單純下巴手術約 30 分，若包含重修、雙層、或其他複雜情況的話，時間會增加。

Q: 手術後會不會很痛?

A: 不會，術中針對神經還是有施打局部麻醉，因此剛手術完不會很痛，麻藥退了後屬於悶痛感，但不會持續很久。

Q: 手術後會不會有異物感或其他感覺?

A:

術後初期會有緊繃感、異物感是正常的，待疤痕穩定後幾乎沒有這些感覺。重修患者因疤痕組織比較多，可能會留下一點緊緊的感覺，但幾乎不影響生活。

Q: 為什麼下巴列印精雕術不用打骨釘?

A:

客製化精雕過的人工骨內側與骨骼表面形狀幾乎一致貼合，不會輕易位移，因此不需要。

Q: 打骨釘不好嗎？

A:

打骨釘的目的是強硬的固定植入物，但是過程產生的併發症很多，且未來若有重修的需求，骨釘的部分很不好處理。加上有些人並不希望別人知道自己整形，但照 X 光時骨釘很明顯。

Q: 手術後恢復期多久?

A:

手術後主要是出現外觀腫脹的狀況，約一到兩周會消去很多。

Q: 術後照顧會很麻煩嗎?

A:

不會，只要保持口腔清潔，作息正常基本上就可以，詳細事項需參照醫師指示。

Q: 外觀什麼時候會變得自然?

A:

術後兩周時外觀已經不會很腫，術後一個月時外觀恢復九成，已經呈現好看的外觀了。

Q: 傷口有多大?

A:

口內約 1.5 到 2.0 公分的長度，恢復穩定後疤痕極不明顯。

Q: 手術後臉會不會麻?

A:

客製精雕的人工骨會避開神經，發生臉麻機會非常非常低。

Q: 術後下巴植體一定不會位移嗎?

A:

就目前我個人施行的眾多案例術後追蹤，還沒有人位移過。通常傳統下巴植入物歪掉，是手術後沒多久就滑動歪掉了，一旦骨膜貼合後，反而會定形在歪的位置。做術前雕刻就是為了避免術後因不貼合導致歪斜。

Q: 3D列印很夯，只要是稱用到3D列印就是所謂的「3D列印下巴精雕術」嗎?

A:

不是的，3D 列印只是一種工業技術名稱，我強調下巴模型必須客製化修改，所以整個過程包含 3D 術前模擬、電腦斷層掃描、下顎骨 3D 列印、人工骨術前雕刻等所有步驟，缺一不可。

Q: 如何知道醫師有沒有做到前一個問題提到的所有步驟?

A:

看醫師有沒有將1:1本人的下顎骨模型提供出來（牙齒形狀排列與自己的完全相同），是不是使用人工骨（Medpor）材料來做手工雕刻，以及能不能接受術後成果與模擬圖的比較，這些才是客製化的保證。

Q: 那些人不適合墊下巴手術?

A:

這個問題範圍很大，通常與臉型骨架輪廓有關，建議與醫師當面詳細溝通會比較好。

Q: 已經墊過其他材質的下巴，還可以重修做人工骨手術嗎?

A:

可以的，有豐富經驗的醫師會依據電腦斷層掃描資料，與客人做充分的討論。

Q: 什麼人需要用到兩層人工骨?

A:

後縮嚴重、或是一層人工骨無法達到需要的下巴立體度時，就需要雙層人工骨的作法。

Q: 我可以先墊一層人工骨，不夠的話再加一層上去嗎?

A:

單層和雙層的雕刻方法不同，單層的設計無法直接再加一層，必須更換。但單層取出後換成雙層的手術是沒問題的。

國家圖書館出版品預行編目 (CIP) 資料

完美！關鍵在下巴：3D 列印下巴研發醫師為你打造自信 V 顏 / 張博全著.
-- 初版 . -- 臺北市 : 原水文化出版 : 家庭傳媒城邦分公司發行 , 2019.12
面； 公分
ISBN 978-986-98502-4-7(平裝)

1. 整形外科 2. 美容手術

416.48 108020787

完美！關鍵在下巴：3D 列印下巴研發醫師為你打造自信 V 顏

作　　者／ 張博全
選　　書／ 林小鈴
責任編輯／ 潘玉女
編輯協力／ 群立整合行銷有限公司

行銷經理／ 王維君
業務經理／ 羅越華
總 編 輯／ 林小鈴
發 行 人／ 何飛鵬
出　　版／ 原水文化
台北市民生東路二段 141 號 8 樓
電話：（02）2500-7008　　傳真：（02）2502-7676
E-mail：H2O@cite.com.tw　部落格：http://citeh2o.pixnet.net/blog/
發　　行／ 英屬蓋曼群島商家庭傳媒股份有限公司城邦分公司
台北市中山區民生東路二段 141 號 11 樓
書虫客服服務專線：02-25007718；25007719
24 小時傳真專線：02-25001990；25001991
服務時間：週一至週五上午 09:30 ～ 12:00；下午 13:30 ～ 17:00
讀者服務信箱：service@readingclub.com.tw
劃撥帳號／ 19863813；戶名：書虫股份有限公司
香港發行／ 城邦（香港）出版集團有限公司
香港灣仔駱克道 193 號東超商業中心 1 樓
電話：(852)2508-6231　傳真：(852)2578-9337
電郵：hkcite@biznetvigator.com
馬新發行／ 城邦（馬新）出版集團
41, Jalan Radin Anum, Bandar Baru Sri Petaling,
57000 Kuala Lumpur, Malaysia.
電話：(603) 90578822　傳真：(603) 90576622
電郵：cite@cite.com.my

美術設計／ 吳欣樺
封面設計／ 江儀玲
內頁插畫／ 黃建中．柯天惠
製版印刷／ 卡樂彩色製版印刷有限公司
初　　版／ 2020 年 7 月 14 日
定　　價／ 400 元

城邦讀書花園
www.cite.com.tw

ISBN 978-986-98502-4-7